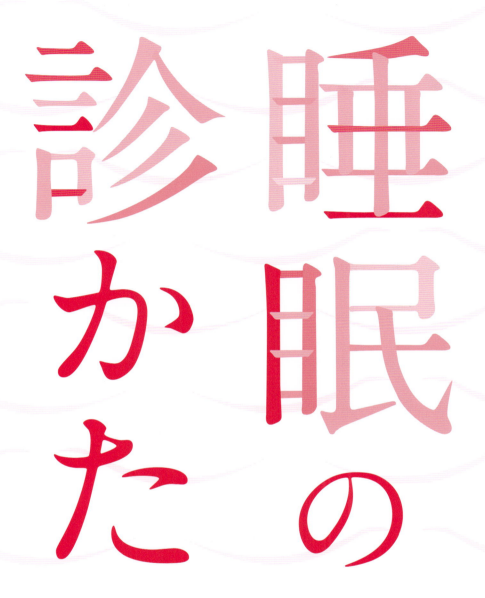

睡眠の診かた

睡眠障害に気づくための50症例
Assessment and Treatment of Sleep Problems

編著：千葉 茂 Shigeru Chiba
旭川医科大学医学部 教授

株式会社 新興医学出版社

Assessment and Treatment of Sleep Problems

Editor

Shigeru CHIBA, M.D., Ph.D.

Professor and Chairperson
Department of Psychiatry and Neurology
School of Medicine
Asahikawa, Medical University
Japan

© First edition, 2019 published by

SHINKOH IGAKU SHUPPAN CO. LTD., TOKYO.

Printed & bound in Japan

執筆者一覧

●編集

千葉　茂　　　旭川医科大学医学部　精神医学講座　教授，旭川医科大学　学長補佐

●著者（50音順）

天谷美里　　　東京慈恵会医科大学　精神医学講座　助教

石田重信　　　医療法人　久友会　あけのメディカルクリニック　理事長

市倉加奈子　　北里大学医療衛生学部健康科学科　精神保健学　講師

伊藤　洋　　　学校法人　慈恵大学　参与

伊東若子　　　公益財団法人　神経研究所附属　晴和病院

今井　眞　　　滋賀睡眠クリニック　院長

上埜高志　　　東北大学大学院教育学研究科　臨床心理学分野　教授

海老澤　尚　　医療法人　和楽会　横浜クリニック　院長

遠藤拓郎　　　慶應義塾大学医学部　睡眠医学研究寄附講座　特任教授，
　　　　　　　東京睡眠医学センター　スリープクリニック調布　院長

大久保敏彦　　医療法人社団　ねむの木クリニック　院長

大倉睦美　　　大阪回生病院　睡眠医療センター　教育研究部門　部門長

大森佑貴　　　秋田大学大学院医学系研究科医学専攻病態制御医学系　精神科学講座　助教

小曽根基裕　　東京慈恵会医科大学　精神医学講座　准教授

加藤久美　　　特定医療法人　愛仁会　太田睡眠科学センター　医長

角谷　寛　　　滋賀医科大学　睡眠行動医学講座　特任教授

金子泰之　　　医療法人財団　日睡会　池袋スリープケアクリニック　院長

亀井雄一　　　医療法人　超年会　上諏訪病院　院長

河野公範　　　島根大学医学部　精神医学講座　臨床講師

菅野　道　　　一般財団法人　東北精神保健会　青葉病院　院長

神林　崇　　　秋田大学大学院医学系研究科医学専攻病態制御医学系　精神科学講座　准教授，
　　　　　　　筑波大学国際統合睡眠医科学研究機構

神山　潤　　　公益社団法人　地域医療振興協会　東京ベイ・浦安市川医療センター　管理者

金野倫子　　　埼玉県立大学保健医療福祉学部　教授

櫻井　滋　　　岩手医科大学医学部　睡眠医療学科　教授

篠邉龍二郎　　愛知医科大学病院　睡眠科　特任教授，
　　　　　　　愛知医科大学病院　睡眠医療センター　副部長

新谷朋子　　　とも耳鼻科クリニック　院長，札幌医科大学　耳鼻咽喉科　非常勤講師

角　幸頼　　　滋賀医科大学　精神医学講座　医員

高江洲義和　　杏林大学医学部　精神神経科学教室　講師

高橋敏治　　　法政大学文学部心理学科　教授

田ヶ谷浩邦	北里大学医療衛生学部健康科学科　精神保健学　教授， 北里大学東病院　精神神経科　教授
谷口充孝	大阪回生病院　睡眠医療センター　部長
千葉　茂	旭川医科大学医学部　精神医学講座　教授，旭川医科大学　学長補佐
千葉伸太郎	特定医療法人　太田総合病院記念研究所　太田睡眠科学センター
陳　和夫	京都大学大学院医学研究科　呼吸管理睡眠制御学講座　特定教授
對木　悟	公益財団法人　神経研究所　研究部　睡眠学研究室　研究員
都留あゆみ	国立研究開発法人　国立精神・神経医療研究センター　睡眠障害センター
富田康弘	国家公務員共済組合連合会　虎の門病院　循環器センター内科
中山秀章	東京医科大学病院　呼吸器内科　准教授
成井浩司	国家公務員共済組合連合会　虎の門病院　睡眠呼吸器科　部長
土生川光成	久留米大学医学部　神経精神医学講座　講師
林田健一	医療法人社団　SSC　スリープ・サポートクリニック　理事長
深瀬裕子	北里大学医療衛生学部健康科学科　精神保健学　講師
藤尾　均	旭川医科大学医学部　歴史・哲学　教授，旭川医科大学　副学長
古田壽一	金沢医科大学医学部　総合内科学講座　臨床教授
細川敬輔	岩手医科大学医学部　睡眠医療学科　助教
本多　真	公益財団法人　東京都医学総合研究所　睡眠プロジェクト　プロジェクトリーダー
松尾雅博	滋賀医科大学　精神医学講座　講師
宮本智之	獨協医科大学埼玉医療センター　脳神経内科　主任教授
宮本雅之	獨協医科大学看護学部　看護医科学(病態治療)領域　教授， 獨協医科大学病院　睡眠医療センター
本　将昂	大阪回生病院　睡眠医療センター　医師
山城義広	医療法人社団　輔仁会　嬉野が丘サマリヤ人病院　院長
山寺　亘	東京慈恵会医科大学葛飾医療センター　精神神経科　診療部長， 東京慈恵会医科大学　精神医学講座　准教授

序

　人類の歴史のなかで，現代ほど「睡眠」に高い関心が寄せられた時代はないであろう。

　現代社会は，ストレス社会，24時間社会，および高齢化社会へと変化してきた。また，最近では，人為的災害（戦争やテロ，原子力災害，列車・航空・交通事故など）や自然災害（大雨や地震，火山噴火など）によって，人命が失われるだけでなく，多くの人々の社会生活の安全性が根本から崩壊する事態が頻発している。このような社会的変化は，人々の睡眠の質的・量的低下やサーカディアンリズムの乱れなど，睡眠障害を増加させる要因になっている。

　一方，睡眠のサイエンスは急速に進歩してきた。たとえば，睡眠・覚醒の発現には，実行システム（睡眠系・覚醒系）とタイミングシステム（恒常性維持システム・体内時計システム）がかかわっていること，また，体内時計は，視交叉上核の中枢時計と全身の末梢時計からなる階層性多振動体サーカディアンシステムであることが明らかになった。このような研究成果の一部は，虚血性心疾患やがんに対する時間治療の発展にも貢献している。

　臨床の最前線では，睡眠に高い関心が寄せられていることを反映して，睡眠障害を訴える患者が急増している。しかし，睡眠を診ることはそう容易ではない。たとえ最新の睡眠障害国際分類（ICSD-3）（日本睡眠学会　診断分類委員会訳，2018年）が座右に置かれているとしても，実際に診断するとなると，これが意外に難しい。

　本書は，臨床の第一線で活躍なさっている医師，歯科医師，看護師，検査技師，心理士などの医療従事者の皆様が，「睡眠の診かた」をわかりやすく学ぶ目的で上梓された。本書は睡眠のエキスパートたちが自験例に基づいて語った「睡眠の診かた」の集大成であり，その内容はリアルで説得力がある。たとえば，病態生理からの症状の解釈，必須の検査とそのデータ判読のコツや落とし穴，確定診断までの思考プロセス，治療法の選択などが，簡潔に綴られている。なかには，社会的偏見を受けていた症状の背景に睡眠障害が発見された症例も散見される。また，本書では，「コラム」として4人のエキスパートによって「睡眠の診かた」を深めるための叡智が紹介されている。

　本書の特長は，何処から紐解いていただいても見開き2ページで1つのストーリーが完結するように構成されていることである。したがって，ちょっとした時間を利用して読み進めていただきたい。読者の皆様には，診断分類という二次元の世界から抜け出し，「睡眠を診る」とはどういうことなのかを，臨床という多次元の世界に身を置いて楽しく学んでいただけると確信している。

　結びに，執筆者の皆様，ならびに，新興医学出版社社長　林　峰子氏，編集部　下山まどか氏に心から感謝する。

2019年1月
白銀の大雪連峰を眺めながら

千葉　茂

睡眠の診かた

目　次

序 ………………………………………………………………… 千葉　茂　**vi**

Ⅰ. 不眠症

A. 「眠り方がわからなくなってしまった」不眠恐怖を抱く慢性不眠患者への
治療アプローチ ………………………………… 天谷美里・小曽根基裕　**2**

B. 認知行動療法を通じて目標が変わったことにより軽快した慢性不眠障害の一例 ……… 山寺　亘　**4**

C. 慢性不眠障害（精神生理性不眠）への精神療法 ………………… 上埜高志・菅野　道　**6**

D. オレキシン受容体拮抗薬への切り替え後に寛解した短期不眠障害の一例 …………… 林田健一　**8**

Ⅱ. 睡眠関連呼吸障害群

A. CPAP 治療継続のためには，治療データの説明が不可欠 ……………… 大久保敏彦　**14**

B. 夜尿を伴う不眠を訴えて来院した成人男性 ………………… 細川敬輔・櫻井　滋　**16**

C. 口腔内装置は，いびきや軽症・中等症 OSA をはじめ，CPAP 脱落者にも対応可能 … 對木　悟　**18**

D. 超重症の閉塞性睡眠時無呼吸？ …………………………………… 山城義広　**20**

E. 小児の口呼吸，夜間の咳は睡眠時無呼吸症を疑う ………………… 新谷朋子　**22**

F. CSR-CSA を合併する低心機能心不全の治療ストラテジー ………… 富田康弘・成井浩司　**24**

G. 早産児では睡眠時無呼吸の可能性を考える ……………… 篠邉龍二郎　**26**

H. CPAP 治療を開始したら，閉塞性睡眠時無呼吸症候群患者に
中枢性無呼吸が出現した!? ……………………………… 中山秀章　**28**

Ⅰ. 心臓手術後の右側横隔膜片側麻痺の睡眠関連低換気障害に NPPV を導入した
生後 7 ヵ月の乳児 ……………………………………… 陳　和夫　**30**

J. 合併した種々の睡眠呼吸障害に adaptive servo ventilation（ASV）が有効であった
多系統萎縮症の一例 …………………………………… 陳　和夫　**32**

K. いびき治療の代表的保存治療は口腔内装置である ……………… 千葉伸太郎　**34**

L. 患者満足度の高いいびき治療には，代替え（手術）治療を含め，
いくつかの治療選択肢の組み合わせを考慮する ……………… 千葉伸太郎　**36**

M. 睡眠中にうなるのは病気？　カタスレニアは睡眠関連呼吸障害？
それとも睡眠時随伴症群？ ……………………… 大倉睦美・谷口充孝　**38**

Ⅲ. 中枢性過眠症群

A. 日中の眠気と突然の脱力を訴える患者を診たら ………………… 大森佑貴・神林　崇　**44**

B. 多彩なレム関連症状と共存するナルコレプシーの症例 …………… 本多　真　**46**

C. 中年，肥満，いびき・眠気＝OSA と思い込まない …………… 金子泰之　**48**

D. 臨床症状だけでは診断がつかない過眠症とその検査の限界 ……… 本　将昂・谷口充孝　**50**

E. 眠っても眠っても眠い病気 ………………………… 都留あゆみ・亀井雄一　**52**

F．遷延型のクライネーレビン症候群 ································· 本多　真　54

G．睡眠不足症候群は国際的に認知されている疾患名 ··················· 神山　潤　56

H．日中に眠い→睡眠時無呼吸症候群とナルコレプシー以外に考えられるのは？ ········· 河野公範　58

Ｉ．ナルコレプシーと診断され，投薬されていた睡眠不足症候群の中学生 ········ 神山　潤　60

J．残業による睡眠不足が引き起こす過剰な日中の眠気 ················· 高橋敏治　62

Ⅳ. 概日リズム睡眠・覚醒障害群

A．時間療法が有効であった睡眠・覚醒相後退障害 ··············· 上埜高志・菅野　道　66

B．若年者に多い，見逃されやすい睡眠・覚醒相後退障害 ··············· 高江洲義和　68

C．不眠と抑うつで治療されてきたが，睡眠・覚醒相後退障害＋双極Ⅱ型障害と
判明した症例 ·································· 海老澤　尚　70

D．睡眠覚醒時刻が日々後退した症例 ·························· 今井　眞　72

E．生体リズムと勤務時間とのミスマッチによるシフトワーカーの睡眠障害 ········· 伊東若子　74

F．繰り返しの時差フライトが引き起こす睡眠障害 ··················· 高橋敏治　76

Ⅴ. 睡眠時随伴症群

A．外傷の危険を伴う睡眠時遊行症の中学生例：診断，対応と今後の方針 ········· 土生川光成　82

B．睡眠関連摂食障害はまれな疾患ではなく，本人の苦痛も強い ············ 亀井雄一　84

C．夢に関連した異常言動―将来の神経変性疾患発症の可能性
―必要な検査・治療と，長期的フォローは？ ·············· 角　幸頼・松尾雅博・角谷　寛　86

D．抑肝散が奏功した典型的な特発性レム睡眠行動障害の70歳台男性例 ······ 宮本雅之・宮本智之　88

E．重症閉塞性睡眠時無呼吸を併存した特発性レム睡眠行動障害の
70歳台男性例 ····························· 宮本雅之・宮本智之　90

F．入眠時に爆発音と閃光を自覚した症例 ······················· 今井　眞　92

G．精神疾患治療中に生じる夜間の異常行動に対処する ················· 金野倫子　94

Ⅵ. 睡眠関連運動障害群

A．問診が診断の鍵になる睡眠障害 ························· 古田壽一　98

B．むずむず脚症候群という病気があることを知っておこう！ ············ 河野公範　100

C．家族性のむずむず脚症候群 ······················ 上埜高志・菅野　道　102

D．眠れない原因は下肢のピクつきだった！ ··············· 都留あゆみ・亀井雄一　104

E．「毎晩，必ず頭を左右に振っているんです．これって大丈夫なんでしょうか？」········ 加藤久美　106

F．「お腹がひくひくして眠れません．何科に診てもらったらいいのでしょうか？」
····································· 大倉睦美・谷口充孝　108

Ⅶ. 身体疾患および神経疾患に関連する睡眠障害

A. 見たこともない異常な PSG 所見！　短期間に急速に状態が
　　変化！ ··· 田ヶ谷浩邦・深瀬裕子・市倉加奈子　114

B. 睡眠中に異常行動を示す少年—エキスパートはてんかんを見逃さない ················· 千葉　茂　116

C. 「ビデオ脳波も受けたけど，うちの子は無呼吸です！」と親が主張する
　　てんかん症例 ··· 加藤久美　118

D. 真夜中の暴行—おばあちゃんの家庭内暴力？ ··· 石田重信　120

コラム

● 「睡眠」を表す接頭語 "hypn (o)-" に寄せて—古代ギリシャの神話と医学　管見— ···· 藤尾　均　10

● 遠隔医療と遠隔睡眠学 ·· 千葉伸太郎　40

● アクチグラフィーを使ったリズム障害の診かた ·· 遠藤拓郎　78

● 睡眠障害の comorbidity ··· 伊藤　洋　110

略語一覧

略語	英語	日本語
AASM	American academy of sleep medicine	アメリカ睡眠医学会
ADHD	attention deficit hyperactivity disorder	注意欠如・多動性障害
AHI	apnea-hypopnea index	無呼吸低呼吸指数
BMI	body mass index	体格指数
CPAP	continuous positive airway pressure	持続気道陽圧呼吸
CSA	central sleep apnea	中枢性睡眠時無呼吸
CSB	cheyne-stokes breathing	チェーンストークス呼吸
CSF	cerebrospinal fluid	脳脊髄液
DSWPD	delayed sleep-wake phase disorder	睡眠・覚醒相後退障害
ESS	Epworth sleepiness scale	エプワース眠気尺度
ICSD	international classification of sleep disorders	睡眠障害国際分類
MSLT	multiple sleep latency test	反復睡眠潜時検査
NFLE	nocturnal frontal lobe epilepsy	夜間前頭葉てんかん
NREM	non-rapid eye movement	ノンレム（非急速眼球運動）
OHS	obesity hypoventilation syndrome	肥満低換気症候群
OSA	obstructive sleep apnea	閉塞性睡眠時無呼吸
OSAS	obstructive sleep apnea syndrome	閉塞性睡眠時無呼吸症候群
PAP	positive airway pressure	気道陽圧呼吸
PLM	periodic limb movement	周期性四肢運動
PLMD	periodic limb movement disorder	周期性四肢運動障害
PLMS	periodic limb movements of sleep	睡眠中の周期性四肢運動
PLMW	periodic limb movement during wakefulness	覚醒中の周期性四肢運動
PSG	polysomnography	睡眠ポリグラフ検査
RBD	rapid eye movement sleep behavior disorder	レム睡眠行動障害
REM	rapid eye movement	急速眼球運動／レム
RLS	restless legs syndrome	むずむず脚症候群
RWA	rapid eye movement sleep without atonia	筋緊張消失を伴わないレム睡眠
SAS	sleep apnea syndrome	睡眠時無呼吸症候群
SOREMS	sleep onset rapid eye movement sleep	睡眠開始時レム睡眠（入眠時レム睡眠）
SOREMP	sleep onset rapid eye movement period	睡眠開始時レム睡眠期（入眠時レム睡眠期）
vPSG	video-polysomnography	ビデオ睡眠ポリグラフ検査

第 **I** 章

不眠症

第Ⅰ章・A　不眠症

「眠り方がわからなくなってしまった」不眠恐怖を抱く慢性不眠患者への治療アプローチ

● 症例① ●
- 50歳台，男性
- 不眠，日中の眠気・倦怠感

既往歴・家族歴　特記なし．

現病歴　1年前より単身赴任をしていた．性格は真面目で几帳面，規則正しい生活を心掛けていた．睡眠時間はおおよそ8時間であり，23時に就寝し，7時に起床していた．半年前に会社で大きなプロジェクトの責任者を任され，プレッシャーに感じていた．一日中仕事のことを考え，帰宅後も資料の作成に取り組んだ．深夜3時ごろに就寝するも，翌朝の寝坊を懸念して，ソファで眠るようにした．朝6時に起床するも熟眠感は得られず，強い疲労感を自覚していた．一日中眠気が持続したが，カフェイン飲料の摂取で覚醒を保ち，初診3ヵ月前に無事にプロジェクトを終えた．プレッシャーからも解放され，十分な睡眠を確保できる生活環境は整った．しかし，23時に就寝するも眠気が来ず，深夜3時ごろまで寝付けない日々が続いた．不眠は初めての経験であり，「眠り方がわからなくなってしまった」感覚に不安を抱き，夜が近づくと「苦痛の時間がやってきた」「今夜もきっと眠れない」などと発想し，緊張感を覚えるようになった．一方，日中は，強い眠気と疲労感が持続し，集中力が低下した．会議中に寝てしまうことが多くなり，同僚の勧めで受診に至った．

診察・検査所見　慢性的な日中の眠気と，それに伴う集中力の低下を認める．明らかな抑うつ気分や意欲の低下は認めない．睡眠に対して苦痛を感じ，「今夜も眠れないのではないか」と不眠恐怖と身体化された緊張を認める．そのほか，明らかな思考内容の異常を認めない．画像・血液検査上，不眠や眠気・倦怠感の原因となる異常所見を認めない．

経過　初診時に詳細な病歴聴取，および不眠を伴う他疾患を除外し，睡眠行動日誌の記載方法を指導した．再診時に患者と睡眠日誌を振り返りながら，現状と問題点を共有した（図）．入眠時刻は深夜2～3時であり，入眠する直前までスマートフォンやPCを操作していた．3時まで入眠できない日は寝坊を懸念してソファで就寝していた．中途覚醒は0～1回で，平均睡眠時間は3時間程度であった．一方，休日は昼頃まで起床せず，夕方に長い昼寝をしていた．入浴は朝にシャワーを浴び，朝食は欠食，夕食は21時ごろであった．そこで，<u>まずは睡眠衛生指導を導入することとした</u>※1．第1回目の指導内容として，生活習慣の見直しを行った．①起床時刻を朝7時に設定し，睡眠不足や休日でも同時刻に起床する．②食事は3食必ず摂り，20時以降は食事をしない．③入

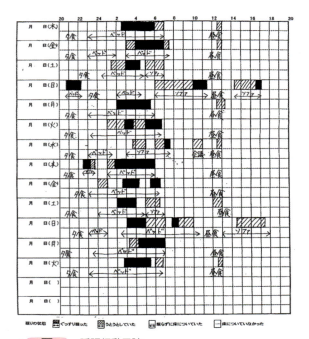

▲ **図**　睡眠行動日誌

浴は夜に行い，浴槽に浸かる．④21時以降は部屋を少し暗くし，液晶画面の使用は控え，リラックスして過ごす．⑤眠気を自覚してからベッドに移動し，ソファでは寝ない，ように指導した．2週間後の再診時，患者は「まだ眠れません」と訴えた．しかし，睡眠日誌によると平均睡眠時間は5時間まで改善していた．そこで，本人の求める睡眠時間について問うたところ，8時間を目標としていることが判明した．そのため，第2回目の睡眠衛生指導として，睡眠に対する認知の歪みを是正した．必要睡眠時間は加齢と共に減少し，50歳台であれば6時間程度で十分なこと，眠れないと不安に思うことが眠りを阻害していることを説明した．生活習慣の見直しで睡眠時間が2時間改善したことを高く評価し，睡眠について気楽に考えるよう指導した．また，自律訓練法や筋弛緩法を導入し，リラックスしやすい体づくりについても指導した．2週間後の再診時には，0時に就寝できるようになっていた．日により寝つきにくさも認めたが，本人は気にしていない様子だった．「やっと新しい生活習慣にも慣れ，食事時間や睡眠前の行動も無意識に行えるようになりました．不眠症

になる前に比べると睡眠時間は短縮していますが，生活リズムが整い，以前より体が軽くなったような気がします！」と笑顔でコメントした．

最終診断 慢性不眠障害

ここが着眼点！

※1▶ 睡眠に対する誤った認識や生活習慣が，不眠症を作りあげている可能性がある．まずは非薬物療法の検討を．

解 説 ● 不眠の治療選択としての睡眠衛生指導

不眠はきわめて頻度の高い症状であり，現在成人の3人に2人が睡眠に何らかの悩みを抱えているといわれている．そのため，すべての診療科において臨床で問題となることが多い．最近は安全性の高い睡眠薬も増え，一般医が処方する機会も多くなった．しかし，依然として睡眠薬には過鎮静や転倒リスクに加え，精神依存や身体依存の問題があり，むやみに処方してはならない．また，不眠の治療適応についても十分に検討する必要がある．ICSD-3の不眠障害の診断基準にあるように，診断には夜間の不眠症状に加え，日中の機能障害を伴わなくてはならない．また，十分な睡眠時間が確保できているにもかかわらず，寝つきが悪いことのみを不眠と訴えるケースや，就寝時刻が早いがゆえに早朝覚醒しているケースも少なくない．そのため，具体的な睡眠状況を明確化するために，睡眠行動日誌の活用が有効である．睡眠状況を把握したら，不眠の原因について検討する．環境変化や精神的ストレス，痛みや咳などの身体的ストレスがある場合は，一過性の不眠（急性不眠）は自然な反応と考え，原因除去が優先される．また，ステロイドなどによる薬剤性不眠や，うつ病やRLSなどの不眠を呈する他疾患の有無も確認する．原因がすぐに除けない場合には，対症療法として一時的に睡眠薬を使用する．一方，原因が除去された後も不眠症状のみ持続してしまう場合があり，これを「慢性不眠」とよび，精神科において「不眠症」として扱う．今回提示した症例は，その典型例である．慢性不眠の治療において，睡眠衛生指導は欠かせない．なぜなら前駆した急性不眠エピソード時に，睡眠に対する誤った認知や行動が習慣づけられ，それらが持続されることで慢性化しているケースが多いからである．特に患者は不眠を夜間のみの問題として捉えていることも多く，1日を通した生活指導を要する．また，不眠は強い不快感を伴うため，不眠恐怖に移行しやすく，正しい知識提供に加え，患者の苦痛に共感し，安心感を与えることも大切である．これら睡眠衛生指導の内容については，睡眠の認知行動療法（cognitive behavioral therapy for insomnia：CBT-i）が推奨されており，その有効性が示されている．一般医にとって「認知行動療法」は，精神科特有の治療法のように認識されがちである．しかし，その内容は難しいものではなく，あらゆる場面で応用できる．不眠を扱うすべての臨床医にCBT-iを知っていただき，睡眠薬の処方に先立ち，睡眠衛生指導を検討していただきたい．

参考文献

1) 厚生労働省健康局 編：健康づくりのための睡眠指針2014. 厚生労働省健康局ホームページ（https://www.mhlw.go.jp/stf/houdou/0000042749.html）
2) 一般社団法人日本睡眠学会ホームページ（http://jssr.jp/）
3) 伊藤 洋，小曽根基裕 編：睡眠障害診療29のエッセンス．医歯薬出版，東京，pp111-115，2017

（天谷美里，小曽根基裕）

第Ⅰ章・B　不眠症

認知行動療法を通じて目標が変わったことにより軽快した慢性不眠障害の一例

● 症例② ●
▶ 60歳台後半，女性，専業主婦
▶ 睡眠薬をやめたい

既往歴・家族歴　X-3年からの脂質代謝異常症は，エゼチミブ10mg常用にて経過良好．精神科的遺伝負荷はなし．

現病歴　X-2年，仕事上の対人関係ストレスを契機に入眠困難が出現し，エチゾラム0.5mgを頓用するようになった．X-0.5年，定年退職し同居の次女が独立したころより，入眠困難が増悪した．考えごとばかりして，寝付けない．日中の気分は冴えず，めまいや頭重感を伴う．家事は普通にできている．午前中から夜を意識してしまう．ゾルピデム10mgの常用で入眠は確保されるが，満足感は得られない．副作用や依存性への不安も高まる．X年，専門的治療と減薬を希望して，かかりつけ医からの紹介初診となった．

　同胞4名中第4子次女．短大卒業後，保育士となる．30歳台で結婚．娘2人．40歳台から保育士を再開しX-1年に退職．嘱託勤務の夫（60歳台後半）と二人暮らしの専業主婦．50歳台前半閉経．BMI 23.3．食欲良好，飲酒・喫煙習慣はない．

診察・検査所見　睡眠困難が持続し，日中の機能障害を呈していた．深刻な抑うつ状態は認められず，ほかの睡眠障害も否定された．元来の神経質性格や契機となるライフイベントの存在，眠りへのとらわれから不眠への恐怖を悪循環させている心理機制が聴取された．甲状腺機能を含む血液尿検査に問題はなかった．

経過　担当医からの説明を受け本人が希望し，臨床心理士による個人認知行動療法（cognitive behavioral therapy for insomnia：CBT-i）を導入した．隔週で1回50分，①睡眠衛生指導，②漸進的筋弛緩法，③睡眠スケジュール法，④減薬指導，を構成要素として，計7回施行した．

　睡眠衛生指導と睡眠スケジュール法を通じて，「昼寝をやめる」「朝の散歩では空を見上げる」「トイレと寝室の時計を外す」「疲れたときや明日予定がある日でも早く床に入らない」「数日の不眠に一喜一憂しない」と指導した．漸進的筋弛緩法を習熟するにつれて，「日中の倦怠感が減り，肩こりが楽になった」とともに，「悩みを一緒に相談できる安心感がある」と述べられた．その一方で，減薬指導に際して，「一刻も早く薬をやめなければと焦る」と聴取された．後半の面接を通じて，「時計を外してから睡眠時間へのこだわりが減った」「誰かと夢中に話していると不眠を忘れているときがある」「睡眠日誌から，これでいいといわれると仕方ないと思う」と語られ，**生活様式を変えることで睡眠覚醒周期が安定し，非機能的な認知が修正されていった**[※1]．さらに，「仕事を辞めて環境が変わり，どうやって暮らしていけばよいのかわからなくなっていた」「睡眠薬をやめることができた友人に対抗して，眠ることよりも薬をやめることが目的になっていた」「日々の小さい幸せが大事と感じられる」など，「マイペースでやっていこう」という新しい生活への適応を目標に据えるにしたがって，不眠への不安は軽減した．

　CBT-i前後で，アテネ不眠尺度（Athens insomnia scale：AIS）が8点（病的水準）から3点（不眠なし），不眠重症度質問票（the insomnia severity index：ISI）が18点（中等症）から5点（不眠なし）に減少し，睡眠日誌に基づく睡眠効率は78%から93%に向上した．服薬は，CBT-i中に1/2量まで減量され，終了後3ヵ月で頓用となった．X+0.5年，紹介元への逆紹介として終結した．

最終診断　慢性不眠障害（ICSD-3）[1]

最終処方　ゾルピデム5mg 不眠時頓用

> ### ここが着眼点！
>
> **※1▶** 夜ではなく昼間，睡眠よりも活動を取り上げて，不眠の裏にある症状を具体的に見つけ出す．

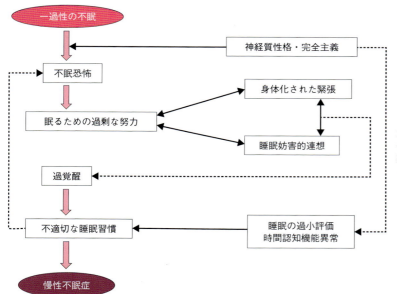

図 慢性不眠症の発症機制

一過性の不眠症状から，慢性不眠症（慢性不眠障害，ICSD-3）を発症する心理機制について，心理的悪循環，過覚醒，睡眠の過小評価，人格特性の関係を模式的に示す．↓は時間経過を，実線は強い関連，点線は弱い関連を表している．
(山寺 亘：不眠症の性格・精神病理．不眠症治療のパラダイムシフト～ライフスタイル改善と効果的な薬物療法～（三島和夫 編）．医薬ジャーナル社，大阪，pp44-48，2017[2]）より改変)

解説　不眠症治療には，心理的介入が重要

　不眠障害の診断は主に症候論的に規定されるが，診断を支持する特徴に，過覚醒と睡眠妨害連想（ICSD-3）[1]が挙げられている．これは不眠症に共通する心理的な発症機制であり，慢性化要因となる（図）[2]．治療は，心理機制を標的とした非薬物療法が重要となる．十分な睡眠衛生指導に最小限の薬物療法を併用するのが初期対応[3]であり，ガイドラインは，薬物療法と同時に早期からCBT-iを活用することを推奨している[4]．

　CBT-iは，主観的な睡眠状態（特に入眠潜時）を改善し，0.5～1年も効果が維持され，睡眠薬を減量させる[4]．うつ病，心的外傷後ストレス障害などの精神疾患，がん，慢性疼痛など身体疾患に伴う不眠症に対して，不眠だけでなく基礎疾患の症状も改善させる[4]．一方，重症例や併存疾患を有する症例には，患者特性に配慮した個別の対応が必要となる．

　提示症例のように減薬にとらわれて不安の表出が強い場合，以下の心理的介入[5]を心掛けている．①必要性と安全性を保証し，服薬しながらの活動を指示する．②不眠の裏にある本当の症状を，具体的な別の言葉でイメージさせる．よく眠りたいという欲求が「健康でいたい，老いたくない」などと語り直されることを促す．③不眠の除去だけでなく，生活を立て直すことが治療の目標であることを患者と共有する．④不安を受容しながら，個々の建設的な生き様にかかわる．

　良好な患者-治療者関係に基づく睡眠衛生指導は，CBT-iの礎である．患者の心身，社会的状況を踏まえた睡眠指導を，日常的に実践すべきである．

文献

1) American Academy of Sleep Medicine：Insomnia. International classification of sleep disorders(3rd ed.). American Academy of Sleep Medicine, Darien, IL, pp19-48, 2014
2) 山寺 亘：不眠症の性格・精神病理．不眠症治療のパラダイムシフト～ライフスタイル改善と効果的な薬物療法～（三島和夫 編）．医薬ジャーナル社，大阪，pp44-48, 2017
3) 山寺 亘，伊藤 洋：不眠症．日本睡眠学会認定委員会睡眠障害診療ガイド・ワーキンググループ 監修：睡眠障害診療ガイド．文光堂，東京，pp22-31, 2011
4) 三島和夫 編：睡眠薬の適正使用・休薬ガイドライン．じほう，東京，pp134-137, 2014
5) 山寺 亘：睡眠-覚醒障害群へのアプローチ：睡眠衛生指導，CBT-I，森田療法について．中村 敬 編：日常診療における精神療法：10分間で何ができるか．星和書店，東京，pp163-176, 2016

（山寺 亘）

第Ⅰ章・C　不眠症

慢性不眠障害（精神生理性不眠）への精神療法

● 症例③ ●
▶ 30歳台，男性
▶ 性格傾向：元来，神経質，完全癖，定められた規範を守る

既往歴・家族歴　特記すべきことはない．

生活歴　専門学校卒業後，就職．X−2年4月ごろ，会社を辞め，家族が経営している会社で働いている．一人暮らしである．

現病歴　元の就床時刻は午前0時〜7時30分であったが，X−2年6月，従業員との人間関係に悩み，入眠困難となった．同年8月，その悩みは解決したが，不眠は続いた．これまで行っていたジム通いも少なくなり，9月にはやめた．午前1〜2時になっても眠れず，寝つきは悪かった．覚醒も悪く，日中，眠気もあり，気力がでなかった．しかし，友人たちとの旅行では，よく眠れ，朝もふつうに起きられた．同年12月，心療内科を受診した．睡眠導入薬を処方されたが，改善されなかった．

X年1月，近医を受診した．ここでも睡眠導入薬が処方されたが，改善されなかった．同年3月21日，その近医より入眠障害の疑いで，当院を紹介され，初診した．

初診時所見としては，やや多弁で不眠をさかんに訴えた．「とにかく眠れれば・・・」と話した．不眠に対する「とらわれ」を強く訴えた．とらわれが強く，診断基準に基づき，当初，慢性不眠障害（精神生理性不眠）とし，さらに神経質性不眠と診断した．就床時刻を午前0時〜午前7時30分に戻すことを目標とした（就床時間の適正化）．とらわれが強いため，「睡眠はあくまで手段，目的は日中の活動をよくすること」「不眠を否定しない」など森田療法的接近を実施した．同年4月4日，とらわれが少なくなり，入眠できるようになり，中途覚醒もなくなった．また，日中のジム通いの再開を指示した．いびき，日中の眠気，胸郭が浅いため，OSASの存在が疑われ，本人の希望もあり，同日〜5日，終夜PSGを施行した．その結果は，記録時間8時間2分，睡眠時間7時間12分，入眠潜時9.5分，睡眠効率89.6％などであった．

同年4月25日，PSGでは，OSASがなく，睡眠時間も十分であることを患者本人へ伝えたところ，自分でも認め，眠りについて自信がつき，ジム通いを行うとのことであった．同年5月9日，本人より電話があり，経過が良好であることから，治療を終結した．

最終診断　慢性不眠障害（精神生理性不眠）

● 解　説 ●

1. 不眠の病理

三島（2017）[1]は，不眠症の本質的な問題は，不安緊張など日中の精神身体症状に密接に関連していることを指摘している．さらに，過覚醒と睡眠恒常性異常，認知障害，ストレスモデル（3Pモデル），生体リズムと睡眠習慣のミスマッチなどの仮説を挙げている．また，不眠症の発症と悪化には，心理・社会・生物学的な要因が重層的にかかわっていることを強調している（図）[2]．

2. 不眠の診断

診断にあたっては，睡眠・覚醒に関する問診がきわめて重要である（小曽根ら，2012）[3]．不眠症状と経過だけでなく，本人の解釈や希望もあわせて聴取することが大切である．8時間睡眠にこだわるなど誤った睡眠への解釈から，過剰な不眠治療を求める場合があるからである．

不眠症は，夜間睡眠について，①入眠困難，中途覚醒，早朝覚醒，熟眠困難のいずれかがあるか，②睡眠衛生が守られているか，③日中の生活機能に支障をきたしているか，のすべてがそろった場合に診断できる．近年，夜間の睡眠状態だけでなく，日中の生活，睡眠衛生が強調されている．

慢性不眠症の成り立ち「3P」がある（清水，2017）[4]．準備因子（predisposing factor），結実因子（precipitating factor），永続化因子（perpetuating factor）である．些細な出来事で眠りが悪くなりやすい素質が準備因子に相当する．ストレスなど，不眠の契機となる出来事が結実因子に相当する．不眠の遷延化をもたらす永続化因子は，「身体化された緊張」と「学習された睡眠妨害的連想」とい

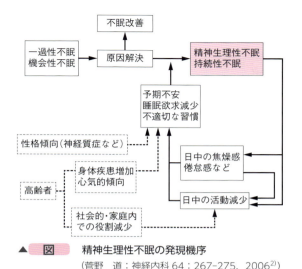

▲ 図　精神生理性不眠の発現機序
（菅野　道：神経内科 64：267-275, 2006[2])）

う2つの要因の相互強化の結果と考えられている．

　睡眠習慣や生活リズムを把握するためには，「睡眠日誌」(sleep log)を用いる必要がある．

3．不眠の治療

　不眠症の治療には，薬物療法，非薬物療法（精神療法，睡眠衛生指導，認知行動療法CBT-i，ほか）があるが，睡眠衛生指導が重要である．睡眠衛生指導とは「睡眠に関連する問題を解消し，良好な睡眠を促進あるいは妨害するような生活習慣や環境要因についての正しい知識や情報を提供して，睡眠の改善を図る治療法」(内山・降籏，2014)[5]とされる．温度・湿度，光(照明など)，騒音など，睡眠環境を整える必要がある．就寝前の飲酒・喫煙は控える．アルコールは，入眠を促進するが，睡眠が浅くなる．ニコチンには覚醒作用がある．

4．本症例へのアプローチ

　本症例は，眠りへのこだわりが強いなど，いわゆる森田神経質であり，森田療法的アプローチが奏功した例である．森田神経質は，とらわれやすい人(素質)がなんらかのきっかけ(機会)により症状に悩むとされる．日本独自の森田療法は，神経症の精神病理を「とらわれ」の機制ととらえている．

　精神生理性不眠症への外来森田療法(山寺ら，2005)[6]は，次の手順で実施される．この過程を通して「不安に対する態度の変換・生の欲望の発揮」という森田療法の治療目標を患者の洞察とする．

①患者−治療者関係の形成

　治療導入に際して不眠への共感を示しながら，不眠に伴う不安，恐怖，怒りなどの感情の普遍化を図り，患者−治療者関係を形成することに努める．

②客観的指標の測定および本人への呈示

　症状の主観的虚構性を認識させる目的から，活動計から得られた客観的評価を本人に呈示する．

③薬へのとらわれに対する不問技法

　臨床精神薬理学的立場から，服薬の必要性を保証し，それ以外は治療者の不問的態度を貫く態度が必要である．

④不眠の裏にある生の欲望を別の言葉でイメージさせ，治療目標を設定する

　不眠という症状の裏にある生の欲望(人間の本来の欲望である向上発展の希求)の表れを，患者が求めている具体的なイメージとして別の言葉で語り直させることが重要である．「治療の目標は，単に不眠を除去することだけでなく，不眠へのとらわれから脱却して生活全般を立て直すことにある」という治療目標を患者と共有する．

⑤治療目標の再確認

　もう一度，ありのままの自分に向かい合うことを求める．

⑥治療を展開させるための睡眠衛生教育

　日常生活を立て直していく具体的方法論として睡眠衛生教育を活用する．とらわれを具体的に取り挙げて，それらを異物化させ，患者の建設的な行動を強化していく．

文　献

1) 三島和夫 編：不眠症治療のパラダイムシフト―ライフスタイル改善と効果的な薬物療法―．医薬ジャーナル社，大阪，2017
2) 菅野　道：睡眠薬の作用機序と臨床応用．神経内科 64：267-275，2006
3) 小曽根基裕，平林万紀彦，黒田彩子，他：不眠症状の把握と対応．精神科治療学 27：999-1005，2012
4) 清水徹男：睡眠障害の診断と分類(ICSD-3)．公益財団法人 長寿科学振興財団 編：高齢者の睡眠とその障害．pp71-79，2017
5) 内山　真，降籏隆二：睡眠衛生教育―新12箇条を中心に―．精神科治療学 29：1399-1405，2014
6) 山寺　亘，佐藤　幹，小曽根基裕，他：外来森田療法の精神生理性不眠症に対する有効性に関する精神生理学的検討．精神神経学雑誌 107：341-351，2005

（上埜高志，菅野　道）

第I章・D　不眠症

オレキシン受容体拮抗薬への切り替え後に寛解した短期不眠障害の一例

症例④
- 30歳台，男性
- 入眠困難，睡眠維持困難
- 倦怠感，集中力低下

既往症・家族歴　特記なし．

生活歴　会社員，妻と子ども2人の4人暮らし，機会飲酒，喫煙習慣なし．

現病歴　中間管理職に昇格した2年前ごろより，業務上のプレッシャーがあると時折寝つきが悪いことがあったが，翌日は支障なく過ごせていた．当院初診に至る2ヵ月前に部署異動があり，新たな業務に対しプレッシャーを感じるようになった．当院初診1ヵ月前より連日入眠に1時間以上要し，中途覚醒も繰り返す状態が続くようになり，職場近くの内科を受診．ゾルピデム5 mg の処方を受け，入眠困難は改善したが，睡眠維持困難は続き，ブロチゾラム0.25 mg が追加されたが，2週間服用するも改善せず，夜間トイレに立った際のふらつきや，覚えのないメールのやりとりなど健忘もあり，当院初診に至った．

診察所見　前医でGABAa受容体作動薬の処方を受けるも，睡眠維持困難，翌日の倦怠感や集中力低下は残遺している※1．不眠症状は人事異動後のプレッシャーを背景に顕在化し，心理的要因が主体であるが，抑うつ気分や食思不振はなく，週末は趣味の運動や家族との時間を楽しめており，うつ病は否定された．いびきや睡眠時の無呼吸，下肢の不快感や不随意運動などほかの睡眠障害を疑う所見もなく，短期不眠障害として治療を開始した．

経過　就床時間は平日休日ともに6〜7時間程度で規則的であり，カフェインやアルコールは控え，運動習慣も維持し，睡眠衛生は概ね保たれていた．しかし，仕事のプレッシャーが背景にあることから帰宅後は業務について考えず，メールの確認も控え，リラックスを心がけるよう指導した．GABAa受容体作動薬では，十分な改善効果が得られず，2剤併用後に副作用も発現しているため，オレキシン受容体拮抗薬スボレキサント20 mg を就寝1時間前に服用し，眠気を感じてから入床するよう指示した．それでも入眠できない際は，ゾルピデム5 mg の追加を指示し，それぞれの睡眠薬の作用機序と特性の差異を説明した※2．スボレキサント開始後数日は，ゾルピデムを追加していたが，1週目以降は，スボレキサント単剤で7時間程度の睡眠を維持し，眠気の持ち越しもなく，倦怠感や集中力も回復した．4週間が経過し，毎夜眠れる安心感も得られたため，週末前夜の休薬から減薬を開始した．その後，平日も眠れない日のみスボレキサントを服用する形で漸減を図ったところ，初診後6週目以降は服薬なしで眠れる状態を維持し，8週目の時点で寛解と判断し，治療を終了した．

最終診断　短期不眠障害

ここが着眼点！

- ※1▶ 不眠障害の診断，治療は，不眠による日中機能への影響に焦点を当てる．
- ※2▶ オレキシン受容体拮抗薬に切り替える際は，作用機序や特性を説明し，前薬は一時的な併用や頓用で徐々に減薬する．

解説

ICSD-3[1])における短期不眠障害の診断基準を示す（表）．診断には，夜間の不眠症状と日中機能への影響が不可欠であり，治療においても，眠れたか否かより日中機能の回復に焦点を当てることで，減薬のタイミングも図りやすくなる．本症例も30代半ばから，時折入眠困難はあったが，翌日に影響はなく，人事異動後に不眠の頻度が増え，日中機能に影響を及ぼし，受診に至った．夜間不眠傾向はあっても日中に影響はない状態で，安易に睡眠薬，特にベンゾジアゼピン（benzodiazepine：BZD）系睡眠薬を投与し，連用していると，耐性や依存リスクにつながる．不眠障害の治療

▼ 表 短期不眠障害(Short-Term Insomnia Disor-der)の診断基準ICSD-3(基準A〜Eを満たす)[1]

下記A〜Eの基準全てを満たすこと
A 以下の症状の1つ以上を患者が訴えるか，親や介護者が観察する． 　1．入眠困難． 　2．睡眠維持困難． 　3．早朝覚醒． 　4．適切な時間に就床することを拒む(ぐずる)． 　5．親や介護者がいないと眠れない．
B 夜間の睡眠困難に関連した以下の症状の1つ以上を患者が訴えるか，親や介護者が観察する． 　1．疲労または倦怠感． 　2．注意力，集中力，記憶力の低下． 　3．社会生活上，家庭生活上，職業生活上の支障，または学業成績の低下． 　4．気分がすぐれない，いらいら． 　5．日中の眠気． 　6．行動の問題(例；過活動，衝動性，攻撃性)． 　7．やる気，気力，自発性の低下． 　8．過失や事故を起こしやすい． 　9．眠ることについて心配し，不満を抱いている．
C 眠る機会(睡眠に割り当てられた十分な時間)や環境(安全性，照度，静寂性，快適性)が適切であるにもかかわらず，上述の睡眠・覚醒に関する症状を訴える．
D 睡眠障害とそれに関連した日中の症状が認められるのは3ヵ月未満である．
E 睡眠・覚醒困難は，その他の睡眠障害ではよく説明できない．

(American Academy of Sleep medicine 著，日本睡眠学会診断分類委員会 訳：短期不眠障害.睡眠障害国際分類第3版. ライフ・サイエンス，東京，p16, 2018)

は，不眠要因への対応，必要に応じた薬物療法，睡眠衛生指導を含めた認知行動療法を組み合わせるが，特に短期不眠障害では，不眠を慢性化させないために，眠れる安心感と自信を早期に取り戻すことが重要である．本症例では，業務に対するプレッシャーから不眠症状が顕在化しているため，帰宅後は一切仕事のことを考えず，リラックスして過ごすよう指導した．また，前医で2剤の投薬を受けるも効果が不十分であったことから，睡眠薬に対する不安も生じており，GABAa受容体作動薬とオレキシン受容体拮抗薬について，それぞれの作用機序と特性を説明した．前者は脳に対する全般的な鎮静効果により眠りを誘発するが，高容量，多剤併用，長期使用は，ふらつき，

健忘，耐性，依存リスクにつながること，後者は覚醒系の神経活動を抑制することで眠りを誘発し，前者に比べると，効果発現や入眠までの感覚は緩やかに感じられることを説明し，経過からオレキシン受容体拮抗薬への切り替えを提案した．GABAa受容体作動薬投与時では，ふらつきや健忘回避のため，服用後速やかな入床を指示するが，オレキシン受容体拮抗薬服用時には，服用後リラックスして過ごし，眠気を感じてから入床するよう指示した．本症例では，スボレキサント服用後，不眠時にゾルピデム頓用で対応したが，実際には数回の使用に止まり，最終的にスボレキサント単剤で不眠の改善に至った．スボレキサントへの切り替え時の注意点として，特に半減期の短いBZD服用例や，GABAa受容体作動薬の長期服用例では，反跳性不眠の予防や効果の差異に慣れるまで，前薬は一時的な併用や頓用で徐々に減量していくとよい．本症例では，スボレキサントを4週間継続後，眠れる安心感と自信を取り戻し，日中機能の回復を自覚してから，週末前夜より減薬を開始したが，減薬のタイミングやペースも本人と相談しながら図るとよい．睡眠薬の適正使用・休薬ガイドライン[2]では，寛解を目指すことが示されているが，減薬や休薬をしやすい睡眠薬の選択も重要である．短期間で耐性の生じやすい半減期の短いBz系睡眠薬[3]は可能な限り控え，GABAa受容体作動薬の副作用発現時や多剤併用からの減薬には，スボレキサントへの切り替えも選択肢の1つになる．

文　献

1) American Academy of Sleep medicine 著，日本睡眠学会診断分類委員会 訳：睡眠障害国際分類第3版. ライフ・サイエンス，東京，2018
2) 三島和夫 編：睡眠薬の適正使用・休薬ガイドライン. じほう，東京，2014
3) Soldatos CR, Dikeos DG, Whitehead A : Tolerance and rebound insomnia with rapidly eliminated hypnotics : a meta-analysis of sleep laboratory studies. Int Clin Psychopharmacol 14(5) : 287-303, 1999

（林田健一）

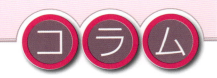

「睡眠」を表す接頭語"hypn(o)-"に寄せて
—古代ギリシャの神話と医学　管見—

　英和辞典所収の医学関連の学術語・擬似学術語から睡眠関係の語彙を拾うと，英語本来のsleepと直接に関連したものは少なく，むしろ，hypn(o)-が付くギリシャ語系のものとsomn(i)-が付くラテン語系のものとが目立つ．前者には，hypnagogue（睡眠薬），hypnoanalysis（催眠分析），hypnodrama（催眠劇），hypnogenesis（催眠），hypnograph（睡眠体測定器），hypnology（睡眠学・催眠学），hypnopedia（睡眠学習），hypnophobia（睡眠恐怖症），hypnosis（催眠状態），hypnotherapy（催眠療法）など，後者には，somnifacient（睡眠薬），somniloquy（寝言），somnipathy（睡眠障害），somnolence（傾眠），insomnia（不眠症）などがある．

　hypn(o)-はギリシャ語で睡眠を表すhypnos（ヒュプノス）に由来し，somn(i)-は古代ローマ人の言語であるラテン語で睡眠を表すsomnus（ソムヌス）に由来する．擬人化されたヒュプノスはギリシャ神話で眠りをもたらす神であり，同様にソムヌスはローマ神話で眠りをもたらす神である．両神話の筋は通底しているので，ここではギリシャ神話のヒュプノスのみを取り上げてその活躍のほどを探ってみよう．活躍といっても，ヒュプノスは神話において決して主役級ではなく，脇役・端役として断片的に活躍しているに過ぎない．ドイツの神話学者K. ケレーニイの大著をもとにその断片を繋ぎ合わせてみよう．

　眠りの擬人神であるヒュプノスは，夜の女神ニュクスの息子で，死の神タナトスの兄弟である．確かに，人が眠りに襲われるのは通例，夜であり，しかも深い眠りは死をも彷彿とさせる．ヒュプノスを父，ニュクスを母として生まれたのがオネイロスたちである．オネイロスとはギリシャ語で夢を指す．なお，ヒュプノスの父親については定かではないが，冥界・暗黒の神エレボスとする説がある．

　ホメロス（前8世紀ごろ）の叙事詩では，ヒュプノスはヘラを介して，美と優雅の女神たちのひとりパシテアを妻にもらった．ヘラは最高神ゼウスの正妻にして結婚・子宝・性生活を守護する女神である．確かに，眠りには優美な心地よさが伴い，性交渉とは不即不離の関係にある．ヒュプノスは夜の鳥に身を変じて最高神ゼウスに無理やり眠りをもたらした，とホメロスの叙事詩は伝える．また，ヘシオドス（前7世紀ごろ）の叙事詩によると，ヒュプノスは，タナトスとともに地下の世界に住んで陽光を見ず，静かに人を訪れる．訪れるときには翼のある青年の姿をして，人の額に，手に持った木の枝で静かに触れるか動物の角(つの)から液体を注ぐかして，眠りに誘う．

　こうしてギリシャ神話では，眠りの神は，夜・死・夢・冥界・暗黒・美・優雅・結婚・子宝・性生活などと密接不可分なものとして捉えられ，最高神ゼウスでさえ，眠りの威力には抵抗で

きないものとされている．こうした古代ギリシャ人の想像力と構想力に富んだ神話的世界観は，現代人にも違和感なく受け入れられよう．

　一般に夢を表すギリシャ語は前掲のoneiros（オネイロス）である．ここから，英和辞典収載のoneirocriticism（夢判断）やoneirology（夢解釈学）などが由来する．ほかに夢を表すギリシャ語にenypnion（エニュプニオン）がある．これはen（～の中に）＋hypn(o)（眠り）＋ion（小さなもの）からなり，文字通り，「眠りの中に存在する小さなもの」である．

　古代ギリシャの医師ヒポクラテス（前460〜375年ごろ）は今日なお「医聖」「医学の父」などと尊崇されているが，彼が著したと伝えられる論文のひとつに『夢（エニュプニオン）について』がある．ここでは，大宇宙（本来の宇宙，マクロコスモス）における星辰の動きと小宇宙（人体，ミクロコスモス）における体液の動きとの間には対応関係があるとされ，そのことと絡めて，夢に関して興味深い見解が展開されている．その想像力・構想力には神話と相通じる豊かさがある．

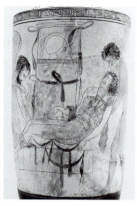

▲　図　サルペドンの遺体を運ぶヒュプノス（右）・タナトス兄弟が描かれた壺（前440年ころ）
サルペドンはトロイア戦争でギリシャ軍と戦って死去したリュキアの王．

　『夢について』によれば，マクロコスモスとミクロコスモスという2つの宇宙の対応を媒介しているのが，人が睡眠中にみる夢である．夢は心身の活動状況を反映しているから，夢の内容を解釈すればその人の健康状態を把握でき，同時に，食事や運動の面でとるべき対策もわかる．この論文で解釈されている夢には，自分の姿や行動に関するもの，風や雨などの気象現象に関するものなど，さまざまなものがあるが，とりわけ，太陽，月，そのほかの星々の運行に関する夢が詳しく扱われている．当時の天動説では，月は大地にもっとも近い軌道を，太陽は中央の軌道を，そしてほかの星々はもっとも外側の軌道をとるとされているが，それを前提に，ある夢がこう解釈されている．――「ほかの星々のひとつが損傷を受けたり消滅したり循環するのをやめたりするようにみえた場合，それが大気や雲の作用によるようなら，疾病は比較的軽い．しかし，雨や霧にもよるようだと，比較的重症である．これは，体内で分泌物が粘液様の湿った状態となって外側の軌道に入り込んでいるしるしである．したがってこういう場合は，衣服を着たまま長時間走り，しだいにその距離をふやしてできるだけ多量に発汗するようにし，体操した後で長時間散歩し，しかも朝食はぬくのがよい」．このように，月，太陽，そのほかの星々の軌道とアナロジカルに，体液の軌道も人体内で三重の円環的構造をなしているとされ，星辰運行上の支障を夢にみた場合には，それに対応してその人の体液の流れにも支障が生じていると解釈されている．

　翻って現代の深層心理学をみると，無意識の働きを意識的に把握するための技法として夢分析がある．フロイトの創始した精神分析学とユング派の分析心理学とがその代表的なもので，両者では夢分析の意味も解釈の方法論も全く異なっているとはいえ，こうした発想の淵源のひとつには，ヒポクラテスが著したとされる上記の『夢について』があるとみることができよう．

（藤尾　均）

第 II 章

睡眠関連呼吸障害群

II

第Ⅱ章・A 睡眠関連呼吸障害群

CPAP治療継続のためには，治療データの説明が不可欠

● 症例⑤ ●
- 40歳台，男性
- 日中の眠気，中途覚醒，夜間排尿．家族から睡眠中の激しいいびき，無呼吸の指摘あり．

既往歴・家族歴 特記すべきことなし．

現病歴 飲酒習慣，喫煙習慣なし．睡眠は，23時～午前6時半．10年前よりいびき，無呼吸を家族から指摘され，受診前の5年間で体重が約10kg増加し，それに伴って睡眠中の中途覚醒や排尿が増え日中に過度の眠気を自覚していた．受診のころにはいびきは隣室で聞こえるほど激しく，毎晩1～2回の中途覚醒と排尿があった．運転中には耐えがたい眠気が出現し停車することもあった．

診察・検査所見 身長165cm，体重75kg，BMI 27.0と第Ⅰ度の肥満．Ⅰ度の扁桃肥大，舌肥厚を認めたが下顎後退は認めず，鼻アレルギーの既往はなかった．ESSは19点と過度の眠気の自覚があった．胸部X線，心電図は異常を認めず，血液検査では，脂質異常，尿酸高値，肝機能障害を認めた．

経過 睡眠中の激しいいびきや無呼吸と日中の過度の眠気から，OSASが疑われたが，ナルコレプシーやPLMDとの鑑別が必要と考えられた．終夜パルスオキシメトリー検査では，3%ODI（3%oxygen desaturation index：3%酸素飽和度低下指数）が35.5/時，最低酸素飽和度72%と睡眠時無呼吸症候群を疑う結果が得られPSGを実施した（図）．PSGでは睡眠中に閉塞性の無呼吸・低呼吸の頻発を認め，AHIは，51.2/時，最低酸素飽和度は82%だった．SOREMSは出現せず，睡眠中の下肢運動は，2回のみで，PLMDは認められなかった．臨床症状と上記PSG検査結果より重症のOSASと診断し自動圧CPAP機器（Auto-CPAP）を使用して治療を開始した．当初は，呼吸困難感や鼻閉があったが，CPAP機器の動作説明や点鼻薬で対処し改善を得た．その後Auto-CPAP機器装着下でPSGを実施し，AHI 2.8/時，最低酸素飽和度91%と無呼吸・低呼吸および低酸素状態の改善が確認された．CPAP治療開始後，いびきや無呼吸は指摘されなくなり，中途覚醒と夜間排尿はまれに起こる程度に減った．ESSは，3点に減少し，運転中の眠気はほぼ消失した．CPAP治療開始後，食事療法，運動療法を始めて減量に取り組み，体重は徐々に減少している．

最終診断 重症OSAS

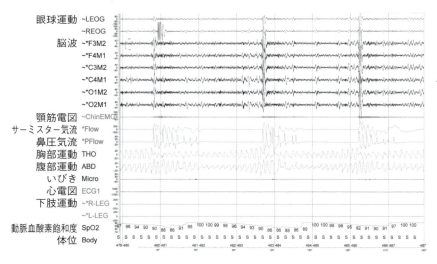

図 閉塞性無呼吸のPSG所見（4分間の記録）
換気気流の停止に伴って，動脈血酸素飽和度が徐々に低下し100%から85%に達している．換気気流の停止とほぼ同時に胸部・腹部の運動の位相は逆転している．換気の停止は約45秒続き，換気の再開と同時に顎筋電位の上昇と覚醒反応が出現している．呼吸の再開と動脈血酸素飽和度の回復には，約30秒のずれが認められる．

● 解説 ●

OSASでは，上気道が閉塞しても胸郭の呼吸運動は持続するため胸腔内圧は陰圧化し，胸腹部の呼吸運動の位相逆転が起こり，右心房への静脈還流は増加する．OSAS患者の夜間の排尿は，

CPAP治療で改善することが報告されており[1]，その機序については，ANP，BNPの関与や睡眠の分断化が影響するとの報告がある．OSASは，心血管系疾患を合併する頻度が高いこと[2]や日中の過度の眠気のために交通事故率が高くなり，日常業務能力が低下することも指摘されており適切に治療を継続する必要がある．

診察は，顔貌や口腔所見（小顎症，下顎後退，軟口蓋低位，舌肥厚，扁桃肥大）の視診に加えて，併存疾患（高血圧，糖尿病，鼻・皮膚・アレルギー・精神の各疾患）や服薬状況にも注意する．OSASの主観的眠気の質問票としてESSが使用されるが，ESSはナルコレプシー，特発性過眠症や睡眠不足症候群などでも高値となり，また，その点数とOSASの重症度との相関は必ずしも高くないことも指摘されている．そのためESSの点数のみでOSASの可能性を推定すべきではない．OSASらしさを判定する質問票としてBerlin Questionnaire©や周術期管理のために考案されたSTOP-Bang質問票[3]があり有用である．

OSASの検査には，自宅で実施可能な酸素飽和度低下指数（oxygen desaturation index：ODI）を測定する終夜パルスオキシメトリー検査と呼吸障害指数（respiratory disturbance index：RDI）を測定する簡易睡眠検査がある．これらは，正確な睡眠時間が記録できないため，補完的検査と考える．医療機関で実施する検査は，PSGがあり睡眠障害の診断には必須である．実施については「臨床睡眠検査マニュアル改訂版（日本睡眠学会 編，2015年）」が詳しく，結果の判定には，「睡眠および随伴イベントの判定法 ver2.1（AASM，2007年）」が使用される．睡眠中の上気道は，側臥位よりも仰臥位で，NREM睡眠よりもREM睡眠で閉塞しやすくなることを念頭に結果の解釈をする必要がある．

OSASの治療として本邦では，CPAP療法と歯科による口腔内装具（oral appliance：OA）があり，症例によっては手術（扁桃摘出）が行われる．CPAP療法は，OSAS治療の第一選択で，近年ではいびきや換気気流の変化（低呼吸・無呼吸）を感知し治療圧を調節する機能，呼気時に陽圧を減弱する機能，治療開始圧を修正する機能などを有する自動圧機器が使われている．患者は，治療開始当初にマスクの違和感，鼻閉・鼻汁，気道の乾燥，機器の運転音，呼吸のしにくさなどを訴えることがあり，その対処も最初に十分に説明する必要がある．また，年間を通じて，花粉症対策，暑さ対策，上気道炎時の対策なども随時説明し，常に治療データを確認し患者が安心して治療が継続できるように配慮する．CPAP療法は，毎日の睡眠時間の記録を確認する唯一の診療であり，可能な限り治療状況の把握に取り組むべきである．私見であるが，治療の継続のためには，将来の心血管系疾患の防止よりは疲労の回復や睡眠不足の解消について説明するほうが有効なこともある．

OAは，AHIが比較的低値でBMIが低い若年者に対してより有効であるがその効果はCPAPには及ばないとする報告が多く，CPAP治療困難例や出張などのCPAP治療の代替治療として考えるべきである．

扁桃摘出手術は，OSAS症例のなかで，若年者（50歳以下），非肥満，中等症以下で扁桃肥大がOSASの主な原因と考えられる症例に限って適応と考えるべきである．

上記以外にもOSASの改善を図る方法として，減量，睡眠体位の工夫（睡眠中の側臥位の保持）が挙げられるが，減量は困難を伴い体位の工夫の効果は不確実である．

文 献

1) Miyazato M, Tohyama K, Touyama M, et al.：Effect of continuous positive airway pressure on nocturnal urine production in patients with obstructive sleep apnea syndrome. Neurourol Urodyn 36(2)：376-379, 2017

2) Marin JM, Carrizo SJ, Vicente E, et al.：Long-term cardiovascular outcomes in men with obstructive sleep apnea-hypopnoea with or without treatment with continuous positive airway pressure：an observational study. Lancet 365(9464)：1046-1053, 2005

3) Chung F, Yegneswaran B, Liao P, et al.：STOP questionnaire：a tool to screen patients for obstructive sleep apnea. Anesthesiology 108：812-821, 2008

（大久保敏彦）

第Ⅱ章・B　睡眠関連呼吸障害群

夜尿を伴う不眠を訴えて来院した成人男性

● 症例⑥ ●
▶20 歳台，男性
▶夜尿，不眠

既往歴・家族歴　特記すべき事項なし．

現病歴　小児期以来，夜尿や遺尿が問題となった経験はない．成長後も日中の尿意切迫，排尿困難，尿失禁や残尿感などの泌尿器科的症状を経験したことはなかった．28 歳ごろから**就寝中，特に誘因なく週 4～5 回の頻度で夜尿を経験するようになった**[※1]．排尿に気づき覚醒する場合もあるが，覚醒しないこともあった．夜尿を意識するためか，徐々に不眠となった．この間，悪夢や金縛り，情動脱力発作などの出現はなかった．過去にいびきを指摘されたことがあるが，夜間睡眠中の呼吸困難感や呑酸（胸やけ）は自覚していない．元来寝相は悪かったが，睡眠中の異常行動を指摘されたことはない．早朝覚醒時の頭痛と日中の眠気を自覚するようになったため，近くの内科を受診したところ，診察や血液検査に異常はなく，アミトリプチリン（10 mg）1 錠 1×就寝前，ゾルピデム（10 mg）1 錠 1×不眠時が処方された．処方開始後は夜尿の頻度は週 1～2 回に減少したが，完全には消退せず，持続するため，さらにほかの医療機関を受診したところ専門的精査を勧められ当科紹介となった．

生活歴　機会飲酒，喫煙歴：10～15 本/日，23 時就寝，7 時起床

診察所見　身体所見：身長 174.9 cm，体重 134.3 kg，BMI 43.9 kg/m^2，ESS 10/24 点．

臨床検査所見　血液検査：WBC 10,000/μL，RBC 5.25×10^6/μL，Hb 15.8 g/dL，Ht 49.9%，Plt 318×10^3/μL，Na 140 mEq/L，K 4.4 mEq/L，Cl 101 mEq/L，BUN 13.3 mg/dL，CRE 0.83 mg/dL，AST 39 IU/L，ALT 82 IU/L，LDH 202 IU/L，γ-GTP 84 IU/L，TC 229 mg/dL，TG 328 mg/dL，FBS 88 mg/dL．FT3 3.1 pg/mL，FT4 1.3 ng/dL，TSH 1.04 μU/mL．胸部 X 線写真：肺・心臓・血管陰影に明らかな異常を認めず．心電図：洞調律，ST 変化なし，異常 Q 波なし．

終夜 PSG[※2]：全就床時間：10 時間 9 分，総睡眠時間：9 時間 12 分，睡眠効率（総睡眠時間/全就床時間×100）：90.7%，入眠後の覚醒時間：18 分 30 秒（3.2%/SPT），入眠潜時：8 分 30 秒，REM 潜時：135 分，Stage N1：100 分（18.1%），Stage N2：344 分 30 秒（62.4%），Stage N3：5 分 30 秒（1.0%），Stage REM：102 分 30 秒（18.6%）であった．呼吸指標では，無呼吸低呼吸総数：991 回，無呼吸低呼吸指数：107.7 回/時間，無呼吸イベントは閉塞性：115 回，中枢性：2 回，混合性：6 回，低呼吸：868 回であった．動脈血酸素飽和度（SpO$_2$）：平均 88.5%，最低 66.0%であった．

臨床経過　臨床症状と当科における PSG 所見から，重症の OSAS と診断された．鼻マスクを用いた持続気道陽圧（nasal Continuous Positive Airway Pressure：nCPAP）により治療を開始したところ，夜尿・遺尿の症状は消退し，同時に不眠症状と日中の眠気が軽快した（図）．本例は初診時から高度肥満があり，OSAS 増悪の一因と考え，減量の必要性を説明して栄養指導も実施している．

最終診断　重症 OSAS，高度肥満

最終処方　nCPAP

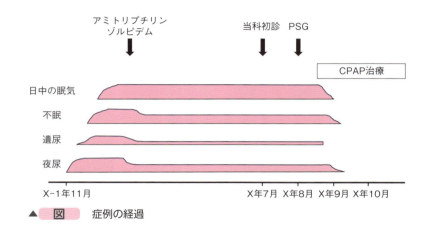

▲　図　症例の経過

❌ ここが着眼点！

※1▶ 無呼吸症候群の典型症状は強いいびきと無呼吸，眠気だが，意外な主訴も多く，尿に関する訴えも多い．

※2▶ 睡眠時のイベントが主訴の場合，いびきや，無呼吸に関して追加問診し，積極的に睡眠検査を施行する．

◉ 解 説 ◉

本症例には高度の肥満があり，受診時にはすでに病的肥満状態であった．肥満症患者のすべてにSASを伴うわけではないが，BMI 35 kg/m²以上の病的肥満者におけるOSASの合併頻度**注)**は90％以上であり，訴えが睡眠時あるいは就寝中に集中している場合には，日中の過眠症状など典型症状を欠く場合であっても，SASの存在を考慮すべきである．

本例は，非典型的な症状と捉えられる夜尿や中途覚醒を主訴としていたが，症状が睡眠中に集中している点から，SASとの関連が強く疑われた．その端緒は日中における泌尿器科的症状を欠くことである．器質的あるいは神経原性の膀胱症状は，日中にも何らかの症状を伴うことが多いと考えられ，また，高度の肥満と睡眠中のいびき，日中の傾眠などから，SASを強く疑い，PSGを実施したことで重症OSASが証明された．さらに，nCPAP療法が非典型的な症状である夜尿および中途覚醒に著効したことから，すべての症状はSASに起因していたものと推定された．このように本例は，臨床症状は非典型的ではあるが病態としては肥満を伴う典型的OSASであるといえる．

SASと夜尿に関しては，多くの報告がある．65歳以上の高齢者において，呼吸障害指数が25回/時間以上の群では，10回/時間未満の群よりも有意に夜間排尿回数が多かったとする報告[1]，40歳以上の男性において2回/夜以上の夜尿があるものは0〜1回/夜の排尿回数のものよりもAHI 20回/時間以上のOSAが有意に多かったとする報告[2]や，OSAS患者における夜間排尿回数がCPAP治療を施行することにより，有意に減少したとする報告[3]がある．さらには，CPAP治療を施行すると，夜間尿量そのものも減少するという報告[4]もある．

一方，SASと遺尿に関しては，小児において複数の報告があり，SAS治療により遺尿が改善した報告もある．しかし，成人においてはその報告は少ない．最近では，遺尿の訴えがある成人のSAS患者に対し，CPAP治療を施行し遺尿が改善したケースレポートも報告されている[5]．このことから，成人において遺尿があり，明らかな泌尿器科疾患が認められない場合は，SASを疑い精査をする必要があると考えられる．

睡眠中の夜尿，起床時の胸焼け症状や咳嗽など，泌尿器系や消化器系症状が主訴の患者や明らかな自覚症状がない場合でも，鑑別疾患の1つとしてSASを考慮し，睡眠中のいびき，無呼吸や日中の眠気などのSASでよく出現する症状を追加問診することは重要である．そのうえで，必要であれば携帯型睡眠呼吸検査の施行や睡眠関連施設への紹介も考慮するべきである．

文 献

1) Endeshaw YW, Johnson TM, Kutner MH, et al. : Sleep-disordered breathing and nocturia in older adults. J Am Geriatr Soc 52(6) : 957-960, 2004

2) Martin SA, Appleton SL, Adams RJ, et al. : Nocturia, Other Lower Urinary Tract Symptoms and Sleep Dysfunction in a Community-Dwelling Cohort of Men. Urology 97 : 219-226, 2016

3) Maeda T, Fukunaga K, Nagata H, et al. : Obstructive sleep apnea syndrome should be considered as a cause of nocturia in younger patients without other voiding symptoms. Can Urol Assoc J 10(7-8) : E241-E245, 2016

4) Miyauchi Y, Okazoe H, Okujyo M, et al. : Effect of the continuous positive airway pressure on the nocturnal urine volume or night-time frequency in patients with obstructive sleep apnea syndrome. Urology 85(2) : 333-336, 2015

5) McInnis RP, Dodds EB, Johnsen J, et al. : CPAP Treats Enuresis in Adults With Obstructive Sleep Apnea. J Clin Sleep Med 13(10) : 1209-1212, 2017

（細川敬輔，櫻井　滋）

注　岩手医科大学における肥満外科対象例（平均BMI 41.1±4.7 kg/m²以上）の65名における調査結果．

第Ⅱ章・C　睡眠関連呼吸障害群

口腔内装置は，いびきや軽症・中等症 OSA をはじめ，CPAP 脱落者にも対応可能

● 症例⑦ ●
▶ 50 歳台，男性，会社員
▶ 日中の過度の眠気，浅眠感，家人より指摘された夜間のいびきと無呼吸

紹介時診断　OSA 疑い．

既往歴　花粉症，ハウスダスト，頭痛時に内服薬を頓服．

家族歴　父親にいびき．

現病歴　産業医より OSA を疑われて当院を紹介，受診した．ここ数年で家人より夜間の激しいいびきと呼吸停止を指摘されるようになった．スマートフォンのアプリケーションを用いていびきを評価したところ，いびきおよび無呼吸があると判定された．飲酒（ワイン 240 mL/回×週 3 回程度）といびきの程度との相関は不明．就寝中は開口することが多く，夜間や起床時の口喝を自覚する．通年の鼻閉を認め，鼻汁も多く認める．耳鼻咽喉科にて点鼻薬や内服薬の処方を受けるも明瞭な改善を感じず，自己中断していた．体重は，食事量のコントロールにより，ここ 1 年で 3 kg 程度減少していた．

診察・検査所見　3 年前に勤務先が変わり，午前 7 時 30 分に出勤のために家を出て，午後 10 時 30 分に帰宅する生活となった．通勤に 1 時間 30 分かかるため，起床時間が早くなり睡眠時間が減少し，そのころから熟眠感欠如を自覚するようになった．初診時の ESS のスコアは 17 点，入眠困難はないが，夜間の中途覚醒を認める．起床困難はないものの起床時に浅眠感を自覚し，日中の会議中には耐え難い眠気を感じる．OSA 以外の合併症の既往はない．身長 170 cm，体重 64.4 kg，BMI 22.3 kg/m^2，顔貌は面長，マランパチ分類は Class I，扁桃肥大は認められない．側面頭部 X 線規格写真（セファログラム）より，上顎骨や下顎骨の位置異常はみられなかったが舌骨の低位を認めた．

最終診断　PSG より，AHI が 20.8/時の中等症 OSA と確定診断（表）．

治療　CPAP の適応であるも，やせ型の OSA であることから口腔内装置 の適応である[※1]こと，それぞれの治療を選択した場合の通院スケジュールなどについても患者に説明したうえで，患者は口腔内装置を OSA 治療に用いることを選択した．同時に，日中の過眠には，OSA 以外に慢性的な睡眠不足も関与していると考えられ，睡眠時間の延長を含めた睡眠衛生指導を行うこととした．

経過　歯周組織検査とパノラマ X 線写真により，歯牙や歯槽骨の状態に問題がないことを確認し，口腔内装置を作製，装着した[※2]．その際の下顎前方移動量は，下顎最大前方移動量の 50％とした．口腔内装置使用 4 週後に，いびきの減少や浅眠感や日中の過眠症状の軽減を自覚するようになり，睡眠衛生指導と口腔内装置の調節を行った．口腔内装置使用 9 週後においても症状が軽減された状態が維持され，装置の使用状況も良好であること（ほぼ毎晩かつ朝まで使用）を確認した．顎関節症状もみられなかった．そこで，口腔内装置の治療効果を判定するための PSG を採得することとなった．

口腔内装置を装着した状態で PSG を施行したところ，AHI は初診時 20.8 回/時から 2.2 回/時に，覚醒指数（Arousal Index）も初診時 14.3 回/時から 5.8 回/時へと改善した．最低酸素飽和度（Lowest SaO$_2$）も初診時 85％から 93％へと改善していた（表）．このときの ESS スコアは 16 点であった．

最終処方　患者へ PSG の検査結果を説明した際には，口腔内装置の継続使用と睡眠時間の延長の重要性を強調した．特に口腔内装置の継続使用には，歯牙や歯周組織が良好な状態であることが不可欠であるため，定期的な歯科的診察の必要性についても説明した．

⊗ ここが着眼点！

※1 ▶ CPAP の適応になる中等症 OSA であっても，やせ型の体型である場合は口腔内装置が奏功しやすい．

※2 ▶ 治療および装置の選択には，専門歯科医師の口腔内診査と診断を必要とするため，密接な医歯連携が望まれる．

▼ 表 初診時および口腔内装置装着下での PSG 所見

menu	初診時	口腔内装置装着下	menu	初診時	口腔内装置装着下
・SPT（睡眠時間）	456.5 分	478.0 分	・Arousal Index（覚醒指数）	14.3 回/時	5.8 回/時
・TST （総睡眠時間＝SPT－WASO）	438.0 分	467.5 分	・Respiratory arousal index （呼吸障害指数）	6.7 回/時	0.8 回/時
・WASO（中途覚醒時間；%SPT）	4.1%	2.2%	・PLM Index （周期性四肢運動障害指数）	2.1 回/時	0.00 回/時
・Stage R （睡眠段階 REM；%SPT）	24.8%	25.7%	・PLM arousal index（PLM による覚醒指数）	0.14 回/時	0.00 回/時
・Stage N1（睡眠段階1；%SPT）	4.5%	7.0%	・Lowest SaO$_2$ （動脈血最低酸素飽和度）	85%	93%
・Stage N2（睡眠段階2；%SPT）	52.4%	64.1%	・SpO$_2$ 90%＞ （動脈血最低酸素飽和度が90%未満となる時間）	0.6 分	0.0 分
・Stage N3（睡眠段階3；%SPT）	14.3%	0.9%	・睡眠潜時	3.0 分	4.5 分
・Stage R （睡眠段階 REM；%TST）	25.8%	26.3%	・REM 潜時	51.0 分	51.0 分
・Stage N1（睡眠段階1；%TST）	4.7%	7.2%	・睡眠効率	95.2%	96.8%
・Stage N2（睡眠段階2；%TST）	54.6%	65.6%			
・Stage N3（睡眠段階3；%TST）	15.0%	1.0%			
・Apnea Index（無呼吸指数）	8.6 回/時	0.3 回/時			
・Hypopnea Index（低呼吸指数）	12.2 回/時	1.9 回/時			
・Apnea Hypopnea Index （無呼吸低呼吸指数）	20.8 回/時	2.2 回/時			

口腔内装置装着により，Apnea Hypopnea Index（無呼吸低呼吸指数）が大きく改善している.

◉ 解 説 ◉ 口腔内装置は軽～中等症 OSA に用いる

　口腔内装置は，OSA に対する確立した保存的治療法であり，利便性やコンプライアンスも考慮したうえでの総合的な有用性は高い[1]. 口腔内装置は，下顎前方移動型と舌前方維持型に大別され，通常，口腔内装置というと，下顎前方移動型を意味する. 下顎前方移動型の口腔内装置の場合，その維持を歯牙や歯周組織にもとめ，下顎を前方位で固定することから，歯・歯周組織および顎関節に対して負荷がかかる. このため，重度歯周病患者や顎関節症を有する患者に対して用いることはできない. このような患者に対しては，下顎前方移動を必要としない舌前方維持型の口腔内装置を用いる. 本症例では下顎前方移動型を選択した.

　口腔内装置は CPAP の適応と判断される OSA 中等症例に対しても，ある程度積極的に使用することができる. たとえば，本症例のように肥満度が大きくない場合や[2]，OSA に体位依存性がみられるときなどには[3]，下顎前方移動型の口腔内装置は良好な効果を得やすい. さらに，臨床においては，CPAP コンプライアンス不良例，CPAP コンプライアンス良好例であっても業務などを含め

た状況的要因（定期的な通院が困難，交代制勤務など）により CPAP を使用しにくい患者なども多い. このような症例に対しては，口腔内装置の積極利用や CPAP との使い分けを検討するのがよい.

　口腔内装置は非侵襲的かつ可逆的な治療であり，使用時に疼痛を伴うことも少なく，効能が認められない場合は，使用を中止し治療前の状態に戻ることができる. 実際の治療および装置の選択にあたっては，専門歯科医師の口腔内診査と診断が必要である.

文 献

1) 對木 悟，井上雄一：口腔内装置. 日本臨牀71（増5）：251-255，2013

2) Tsuiki S, Ito E, Isono S, et al.：Oropharyngeal crowding and obesity as predictors of oral appliance treatment response to moderate obstructive sleep apnea. Chest 144：558-563, 2013

3) Takaesu Y, Tsuiki S, Kobayashi M, et al.：Mandibular advancement device as a comparable treatment to nasal continuous positive airway pressure for positional obstructive sleep apnea. J Clin Sleep Med 12：1113-1119, 2016

（對木 悟）

第Ⅱ章・D　睡眠関連呼吸障害群

超重症の閉塞性睡眠時無呼吸？

● 症例⑧ ●
▶ 50代，男性
▶ いびき，無呼吸，日中の眠気

既往歴　20代　高血圧，40代　2型糖尿病．

現病歴　10代で70kg，20代で80kg．10代からいびき，30代で無呼吸を指摘された．昼間の眠気が強く，立ち仕事なので眠れないが，座ると寝てしまうことが多い．また，車の運転中眠気が強くなり，車を止めて寝ることもある．夜は1時間おきにトイレに起き，寝た気がしない．

診察・検査所見　身長165cm，体重124.8kg，BMI 45.8 kg/m^2，酸素飽和度（SpO$_2$）89％，血圧130/100mmHg，脈拍89/分，呼吸数15回/分，聴診 肺 crackle なし，心雑音なし，ESS 16点．

　高度肥満，いびき，無呼吸の指摘，日中の眠気，高血圧の既往があり，睡眠時無呼吸がもっとも疑われ，終夜PSG検査を施行した（図）．結果，AHIは169回/時，閉塞性呼吸イベントは全体の91％，最低SpO$_2$は20％，覚醒反応指数は154回/時，睡眠段階N1は84％と分断睡眠は著明であり，重症のOSAと診断された．CPAP治療を至急行う方向であったが…？

経過　PSG検査でのSpO$_2$の低下が高度であること，また**覚醒反応とともに無呼吸を終了しても，ベースラインに戻らず，90％以上になることがわずかであった**[※1]ことから，肺胞低換気が疑われた．動脈血血液ガス分析（覚醒時座位）を行ったところ，pH 7.34，PCO$_2$ 72mmHg，PO$_2$ 56mmHg，BE 7.9 mmol/L，HCO$_3$ 37.6mmol/L で高炭酸ガス血症と低酸素血症であった．労作時息切れや浮腫などの心不全症状はなく，胸部X線では心不全や慢性閉塞性肺疾患などの所見は認められなかった．診断は肥満低換気症候群（Obesity Hypoventilation Syndrome：OHS）と併存する重症OSAとされた．治療はOSAではCPAPが有効であるが，OHSでは高度肥満があり，20cmH$_2$Oでは足りない可能性があること，低換気では換気量が少ないため，プレッシャーサポートが必要であることからNPPVを使用し，タイトレーションを施行した．タイトレーション自体は非常に難しく，呼吸の安定とSpO$_2$の改善や覚醒反応をみながら設定を変更し，結果，呼吸は安定し，低酸素も改善を認めた．AHIは20.6/時，最低SpO$_2$は65％，覚醒反応指数も14.7/時と呼吸も分断睡眠も改善（表）．患者よく眠れたという感想であった．NPPVの最終設定はSTモード，EPAP 16cmH$_2$O，プレッシャーサポート2～7 cmH$_2$O，呼吸回数20回/分であった．

最終診断　肥満低換気症候群（OHS）と併存する重症OSA

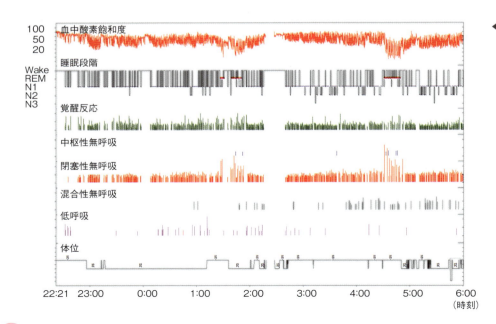

◀ **図**　PSGヒプノグラム

PSGでは閉塞性，混合性の無呼吸が主体であり，AHIは異常に高値であり酸素飽和度の低下は60％をきることが多かった．呼吸が再開しても基線まで戻ることはなく，そのまま無呼吸が再開されている．特にREM睡眠では酸素飽和度の低下の持続は高度であった．覚醒反応も多く，睡眠の分断も著明であった．

▼ **表** PSG ならびに NPPV タイトレーションの結果

	PSG	NPPV タイトレーション		PSG	NPPV タイトレーション
総睡眠時間	272.0 分	393.0 分	N3	0.4%	1.9%
入眠時間	10.1 分	6.5 分	覚醒反応指数	154/時	14.7/時
睡眠効率	59.3%	89.8%	AHI	169/時	20.6/時
R	6.1%	29.1%	閉塞性呼吸イベント	91%	99%
N1	84%	10.6%	最低酸素飽和度	20%	65%
N2	9.6%	58.4%	酸素飽和度 90%以下	97.1%	66.1%

ここが着眼点！

※1▶ 重症の OSAS では，OSA が多く，酸素飽和度の低下が大きいことはあるが，本症例では酸素飽和度の低下が持続している．

解 説

OHS の診断基準は，①覚醒時の低換気の存在（$PaCO_2>45$ mmHg），②肥満の存在（BMI＞30 kg/m²），③低換気が他の疾患によるものではないとされている[1]．高炭酸ガス血症は睡眠中に増悪し，しばしば高度の動脈血酸素飽和度の低下を伴う．低換気は NREM 睡眠よりも REM 睡眠で増悪する．高炭酸ガス血症と低酸素血症は，突然の心肺停止あるいは重症の代償不全（慢性高炭酸ガス性呼吸不全）が起こるまで気づかれないこともある．OHS 患者では，過度の眠気の訴えがよくみられる．過度の眠気の程度は高炭酸ガス血症の程度とは相関していない．ほかの症状として，朝の頭痛，倦怠感，気分障害，記憶や集中力の低下などがある．身体所見として，多血症，強膜の発赤，末梢浮腫など肺性心あるいは循環うっ血を示す特徴が認められることがある．

OHS の疫学は明確ではなく，有病率と死亡率の関連はまだ明らかになっていない．肥満自体でも息切れ，労作時呼吸困難，起坐呼吸などの訴えを起こしうる．しかし，ある研究では，低換気を示す入院中の肥満患者において，18 ヵ月以内の死亡率は 23% であり，低換気のない同じ程度の肥満群

の 9% と比べ高かった[2]．したがってなるべく早急に診断し，CPAP あるいは NPPV での治療を考慮する必要がある．PAP 治療を行うと OHS 患者で $PaCO_2$ の改善を認めることも多い．

診断には高炭酸ガス血症の有無が重要である．PSG 中には動脈血血液ガス分析は施行できず，呼気終末と経皮 PCO_2 のモニターが使用されるが，各呼吸の測定表示にかなり遅れがあり，精度も低いため，低換気の判定は難しい．CPAP や NPPV でのタイトレーションで呼吸が安定しても，炭酸ガス低下の判定は困難である．定期的に血液ガス分析の経過を見ることで改善効果を判断することが重要である．

OHS は OSA 患者のなかでしばしば認められる疾患であり，アウトカムは不良であるため，診断に注意し，迅速に治療することが望ましい．

文 献

1) American Academy of Sleep Medicine. International Classification of Sleep Disorders, 3rd ed. American Academy of Sleep Medicine, Darien, IL, 2014
2) Nowbar S, Burkart KM, Gonzales R, et al.：Obesity-associated hypoventilation in hospitalized patients：prevalence, effects, and outcome. Am J Med 116：1-7, 2004

（山城義広）

第Ⅱ章・E 睡眠関連呼吸障害群

小児の口呼吸，夜間の咳は睡眠時無呼吸症を疑う

● 症例⑨ ●
- 4歳3ヵ月，男児
- 夜間の咳，途中覚醒，口呼吸，いびき

既往歴 アレルギー性鼻炎．

家族歴 父が小児期に扁桃摘出術をうけている．

現病歴 1ヵ月前感冒罹患後，鼻漏が続き，数日前から夜間に湿性の咳があり何度も起きてしまう．いびきが大きくなったため耳鼻咽喉科を受診した．いびきは1, 2歳ごろから毎日みられ，感冒時には短い無呼吸もあったがそのたびに風邪薬の内服で改善したので両親は気にしていなかった．いつも口を開けて呼吸している．**食事が遅くなかなか飲み込まない．寝相は悪く寝汗が多い．幼稚園で落ち着きのなさを指摘されている**※1．

診察・検査所見 常に開口し口呼吸している．アレルギー性鼻炎による下甲介粘膜の腫脹，扁桃肥大がありほぼ正中で接している（図a）．経鼻内視鏡では後鼻孔がほぼアデノイドで閉塞していた（図b）．X線写真で副鼻腔炎はないが，アデノイド肥大がみられた．終夜PSGではAHI 5.5/時，最低酸素飽和度91％，ODI 4.7/時で軽度の睡眠時無呼吸障害の診断であった．

RAST検査ではHD2＋，ダニ2＋，でアレルギー性鼻炎と診断された．まずステロイド点鼻薬と抗ロイコトリエン薬を1ヵ月内服で保存的に加療したが，いびきは継続し，口呼吸が続いていたため全身麻酔下にアデノイド切除術，（口蓋）扁桃摘出術を施行した．いびき，無呼吸はなくなり，寝相がよくなり静かに寝ているので両親は驚いている．食事量が増え，食事時間が短くなった．幼稚園でも落ち着いて座って先生の話をきけるようになった，といわれた．

最終診断 アデノイド肥大，扁桃肥大，アレルギー性鼻炎，OSA

最終治療 抗ロイコトリエン薬の内服，ステロイド点鼻薬，全身麻酔下のアデノイド切除術・扁桃摘出術

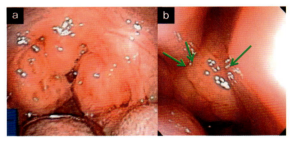

▲ 図　口蓋扁桃肥大と後鼻孔を閉塞するアデノイド
a：正中を越える（口蓋）扁桃肥大
b：後鼻孔を閉塞しているアデノイド

> **ここが着眼点！**
> ※1 ▶ 小児OSAでは夜間の咳や寝相の悪さ，多動，成長遅延や夜尿などの症状がみられる．

● 解説 ●

小児のOSAはアデノイド，扁桃肥大が主因である．扁桃は細菌，ウイルスなどに対して感染防御能を有する上気道粘膜免疫の働きを持ち，習慣性扁桃炎，反復性扁桃炎を起こす感染臓器でもあるが，OSAにおいてはアデノイド，扁桃肥大による上気道狭窄症状が問題となる．

アデノイドは4～6歳で生理的にもっとも肥大し扁桃はそれに1～2年遅れて肥大のピークは5～7歳ごろ，その後次第に退縮して青年期には瘢痕様となる．そのため小児のSASはアデノイド，扁桃肥大の多くみられる4～6歳が多い[1]．アレルギー性鼻炎，副鼻腔炎による鼻閉も上気道閉塞の要因になる．

小児のOSAは以下の①～③のとおり，発達や発育に影響を与ぼす．

①顎顔面形態の発達：成長期において鼻閉・口呼吸が長期に続くと鼻唇溝の消失，顔面筋弛緩，開口といったいわゆるアデノイド顔貌になり，舌や下顎が下方に牽引されて上下顎の劣成長，後退，発育不全をきたす．高口蓋，前歯の開咬，

歯列異常がみられる．遺伝的な顔面形態に加えて長期の上気道狭窄が後天的な上顎，下顎の劣成長をきたし[2]，成人のOSAへ移行するリスクとなる．

②身体発育の影響：幼児期のOSAでは成人と異なり低身長で痩せ型が多い．扁桃肥大による摂食障害や換気を維持するための過剰なエネルギー消費，睡眠の質の低下による内分泌障害が影響している．学童期以降は成人と同様に肥満も問題になる．

③高次脳機能障害：認知機能，発達障害，行動異常，ADHD，記憶力・学習能力の低下が指摘されている．乳幼児期のいびきは中学生時代の学業成績不良に関連するという報告もある[3]．

小児OSAの診断はAASMの診断基準にしたがい，PSGで二呼吸周期以上続く無呼吸，低呼吸がeventになる．診断基準はICSD-3に基づき，基準Aの臨床症状（①いびき，②睡眠中の努力呼吸，奇異または閉塞性呼吸，③眠気，多動，行動・学習の問題）のうち最低1つを満たし，かつ基準Bの終夜PSGによる閉塞性無呼吸低呼吸指数（OAHI）≧1でOSAと診断される．保護者に家庭用ビデオや携帯カメラなどで顔から腹部まで，胸をはだけて睡眠中の動画を5分程度撮ってもらうのが有用である．小児の睡眠呼吸障害は必ずしも無呼吸が伴わないが低換気状態が持続する．いびきは呼吸努力と相関するので，無呼吸のみにとらわれず高度のいびきは睡眠呼吸障害と考える．

上気道の閉塞については鼻腔ならびに咽喉頭の視診，経鼻ファイバースコープ，単純X線写真またはセファロメトリーで骨格および軟部組織の評価を行う．アデノイドは上咽頭にあり口腔からは視診できない．単純側面X線写真，セファロメトリー（側面頭部X線規格写真）や経鼻内視鏡で後鼻孔の閉塞の程度を評価する．扁桃は口腔からの視診が一般的であるが，X線写真側面による肥大度の評価も有用である．中咽頭の視診を用いるBrodskyによる口蓋扁桃分類では，Grade 0：扁桃はみえない（口蓋弓に達しない），Grade 1＋：扁桃は前口蓋弓間の口腔スペースの25％以下をしめる，Grade 2＋：25〜49％をしめる，Grade 3＋：50〜74％をしめる，Grade 4＋：75％以上をしめる，に分けられる．

アデノイドや扁桃が感染などによりさらに肥大すると，上気道狭窄をきたして感染が悪化するという悪循環となる．そのため，増悪時には抗菌薬や消炎剤の投与を行う．保存的治療としてはステロイド点鼻や，扁桃組織の増殖能と炎症伝達経路への関与が示唆される抗ロイコトリエン薬の有効性が示されている．

数ヵ月程度の保存的治療で改善がみられない場合は手術療法が勧められる．歯列異常，顔面形態，成長，学業へ影響する可能性があるため，就学前までに手術することが望ましい．改善率は小顎や筋緊張低下などの合併症を伴わない例では60〜80％，肥満があると改善率は低くなる．手術の適応はAHI＞5/時以上，もしくはAHI＞1/時でも症状（吸気中に胸郭が内方へむかう，体動覚醒，発汗，睡眠中の首の過伸展，日中の過度眠気，多動，または攻撃的な行動，成長の遅延，朝の頭痛，続発性の夜尿症）を伴う場合は手術適応と考えられる．低年齢児のOSAはしばしば重篤であり，数年は著明な縮小は期待できないので，その間の身体発育や認知機能への影響や発達，炎症を起こす頻度を考慮して手術を検討する．7歳以降，肥満例では改善がみられない症例もあるため手術後も症状が残存する場合はPSGによる評価やCPAPなど追加の治療を考慮する．

文　献

1) 宮崎総一郎，新谷朋子：小児SASの手術．MB ENT 52：38-44，2005
2) 北村拓朗，鈴木秀明：鼻閉と口呼吸，耳鼻咽喉科の立場から．九州歯会誌 64：104-109，2010
3) Gozal D, Pope DW Jr.：Snoring during early childhood and academic performance at ages thirteen to fourteen years. Pediatrics 107：1394-1399, 2001

（新谷朋子）

第Ⅱ章・F　睡眠関連呼吸障害群

CSR-CSA を合併する低心機能心不全の治療ストラテジー

● 症例⑩ ●
▶70 歳台，男性
▶入院目的：PSG 検査，CPAP タイトレーション

既往歴・家族歴　心房細動，高血圧症．家族歴に特記事項なし．

現病歴　11 年前に息切れと肝機能障害が出現し，循環器内科で心機能低下と心房細動を指摘され，β遮断薬，ARB，ワルファリンの内服が開始された．拡張型心筋症による心不全と診断され，その後は外来で利尿薬が追加，増減されながらも，入院に至ることはなかった．今回は感冒を契機に呼吸困難感が出現，外来受診で胸水貯留を認め，感冒を契機とした心不全として入院加療が行われた．すでに十分量のβ遮断薬を内服しており，薬は最適化された状態であった．低心機能ではあるが心房細動であり，かつ QRS 幅も狭く両室ペーシング（cardiac resynchronization therapy：CRT）のよい適応ではないと判断された．退院前の簡易睡眠検査で中等症の無呼吸を認め，cheyne−stokes respiration（CSR）パターン（図）が頻繁に出現していた．退院後，**心不全が落ち着いた段階で再評価を行う方針**[※1]となり，1 ヵ月後に終夜 PSG 検査を実施した．

診察・検査所見　（心不全入院時）採血検査：Cre 1.32 mg/dL，BNP 513.6 pg/mL．動脈血液ガス（room air）：pH 7.52，pCO_2 28 Torr，pO_2 114 Torr，HCO_3 23 mmol/L．心電図検査：心拍数 65/分，心房細動，心室性期外収縮（多源性，連発あり）．心エコー図検査：LVDd 89.4 mm，LVDs 73.4 mm，LVEF 15.0%（Simpson 法），中等度僧帽弁逆流，中等度三尖弁逆流．簡易睡眠検査：REI 26.2/時，lowest SpO_2 92%．（PSG 入院時）　診断 PSG：AHI 27.5/時（OAHI 1.8/時，CAHI 25.4/時，MAHI 0.4/時），lowest SpO_2 85%．CPAP タイトレーション PSG：AHI 3.2/時（OAHI 0.2/時，CAHI 3.0/時，MAHI 0.0/時），lowest SpO_2 91%．

経過　診断検査においては，AHI 27.5/時（CAHI 25.4/時）と中枢性を主体とする中等症の睡眠時無呼吸であり，入院中と変わらなかった．CPAP タイトレーションを試みたところ，治療圧を漸増し 10 cmH_2O で安定して無呼吸の消失が確認でき，一晩の AHI としては 3.2/時（CAHI 3.0/時）とコントロール良好であった．CPAP 療法を導入し，その後も平均 5 時間の CPAP 装着が可能であり，機器に記録される残存無呼吸も 2〜3/時程度と良好に治療できており，長期継続することとなった．

最終診断　心不全に合併する CSR を伴う CSA

最終処方　CPAP（固定圧 10 cmH_2O），心不全に対する薬物療法も継続

ここが着眼点！

※1▶　心不全に合併する CSR-CSA は心不全の病状に応じて変化するため，経過を追って評価を行う．

※2▶　心不全に合併する CSR-CSA の治療は第一に心不全治療の最適化であり，次に CPAP が選択肢となる．

◉　解　説　◉

1．病態生理

　CSR パターンを呈する CSA は心不全に合併するものがほとんどであり，高齢，男性，心房細動，二酸化炭素分圧（pCO_2）低値がリスク因子である[1]．心不全患者は肺うっ血と化学受容体感受性の亢進から過換気になりがちであり，本症例のように pCO_2 低値であることが多い．pCO_2 レベルが無呼吸閾値を下回ることにより無呼吸が開始し，心機能低下により循環時間が遅延しているために呼吸中枢へのフィードバックが遅れ，呼吸を安定化させられず，CSR サイクルが継続する．

2．心不全治療の最適化

　本症例のような心機能の低下した心不全には高頻度に CSA が合併し，CSA の合併自体が予後不良の予測因子だと知られているが[2]，CSA はあくまで心不全の結果として生じているものであり，治療対象とするべきかどうかは議論の余地がある[3]．CSA の治療の第一は原疾患の治療であり，

ここでは心不全治療の最適化ということになる※2.

3. CPAP療法

心不全の亜急性期にみられるCSR-CSAは心不全治療の結果しばしば消失する．本症例では入院中の簡易睡眠検査で確認されたCSR-CSAが，心不全が安定した後の終夜PSG検査でも同様に出現していた．この場合，まずはCPAPを用いた治療を行うことが推奨されている[4]．CPAPはそもそもOSAの治療機器であるが，CSAにも一定の効果がある．CANPAP試験[5]により，CSA合併心不全患者を対象にCPAP療法を行っても予後に有意な差はみられないという結論に至ったが，後に行われたpost-hoc解析[6]では，CPAPによりCSAが十分に治療できた患者ではCPAPを用いた方が予後良好であることが判明した．この結果は，CSA自体を治療する意義を裏付ける1つの根拠となっている．

4. CPAPで治療不十分な場合

CPAPでCSR-CSAが消失しない場合には，ASVが治療選択肢となるが，本症例のようにCSAを有する低心機能患者に対してASVを新規に導入することは控えるべきであると，日本循環器学会，日本心不全学会による合同ステートメント第2報（2016年10月19日）で提言されており，注意が必要である．このステートメントはASVを用いたRCTであるSERVE-HF試験[7]の結果を受けて発表され，この試験では本症例のような患者を対象にASVを使用しても予後を改善しないばかりか，心血管死亡が増加するという結論が導かれた．1つのRCTの結果だけで結論するには尚早であるが，慎重な対応が望まれる．SERVE-HF試験の問題点として研究対象者のASV使用時間が短かった点が挙げられている．認容性が悪ければ，在宅酸素療法あるいは経過観察とすることも考え，漫然と陽圧換気療法を続けることは避けるべきである．

5. まとめ

心不全の状態によって合併する無呼吸の質と程度は変化し得る．陽圧換気療法導入後にも，使用

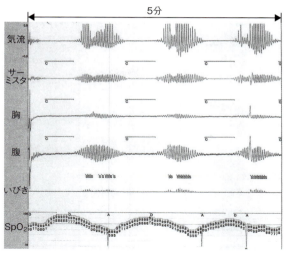

▲ **図** 簡易睡眠検査でみられたCSR-CSA波形
気流の消失する無呼吸中に胸腹の呼吸努力はみられず，中枢性無呼吸と判定できる．呼吸の再開時にその振幅は漸増漸減のパターンを呈し，約90秒の周期でこれが繰り返されており，チェーンストークス呼吸として典型的である．

状況や残存無呼吸の程度を観察しながら，治療選択肢を随時考えていく必要がある．

文　献

1) Sin DD, Fitzgerald F, Parker JD, et al.：Risk factors for central and obstructive sleep apnea in 450 men and women with congestive heart failure. Am J Respir Crit Care Med 160(4)：1101-1106, 1999
2) Javaheri S, Shukla R, Zeigler H, et al.：Central sleep apnea, right ventricular dysfunction, and low diastolic blood pressure are predictors of mortality in systolic heart failure. J Am Coll Cardiol 49(20)：2028-2034, 2007
3) Naughton MT：Cheyne-Stokes respiration：friend or foe？ Thorax 67(4)：357-360, 2012
4) 日本呼吸器学会：NPPV（非侵襲的陽圧換気療法）ガイドライン（改訂第2版）．南江堂，東京，2015
5) Bradley TD, Logan AG, Kimoff RJ, et al.：Continuous positive airway pressure for central sleep apnea and heart failure. N Engl J Med 353(19)：2025-2033, 2005
6) Arzt M, Floras JS, Logan AG, et al.：Suppression of central sleep apnea by continuous positive airway pressure and transplant-free survival in heart failure：a post hoc analysis of the Canadian Continuous Positive Airway Pressure for Patients with Central Sleep Apnea and Heart Failure Trial（CANPAP）. Circulation 115(25)：3173-3180, 2007
7) Cowie MR, Woehrle H, Wegscheider K, et al.：Adaptive Servo-Ventilation for Central Sleep Apnea in Systolic Heart Failure. N Engl J Med 373(12)：1095-1105, 2015

（富田康弘，成井浩司）

第Ⅱ章・G 睡眠関連呼吸障害群

早産児では睡眠時無呼吸の可能性を考える

● 症例⑪ ●
▶ 在胎29週3日の早期産，女児
▶ 睡眠時無呼吸

診察・検査所見など 出生後の啼泣は非常に弱く，チアノーゼあり，アプガー指数（Apgar score）3/10で，マスク換気後挿管される．出生体重1,268 g，外観上の奇形などはなかった．

経過 Neonatal intensive care unit（NICU）での人工呼吸Synchronized intermittent mandatory ventilation（SIMV）モードで管理されていたが，肺サーファクタントは投与しなくても呼吸状態は安定していたため，日齢1で抜管し，呼気吸気変換方式経鼻式持続陽圧呼吸（Directional Positive Airway Pressure：nDPAP）を装着し，マスク呼吸管理とされた．しかし，日齢6より睡眠時無呼吸が出現した．ネオフィリン製剤の投与やドキサプラムなどの呼吸刺激薬の投与を行いながら経過を観ていたが，呼吸刺激薬の減量により，再度，無呼吸が発現した．頭部MRIでは問題なく，PSGでCSAを認めた（図）．日齢73（修正39週6日）には，何とかネオフィリン製剤などの呼吸刺激薬の中止となった．日齢87（修正41週6日）に無呼吸は消失したため，日齢91（修正42週3日）に体重3,670 gで退院となった．

最終診断 未熟性に伴う原発性中枢性睡眠時無呼吸

最終処方 なし

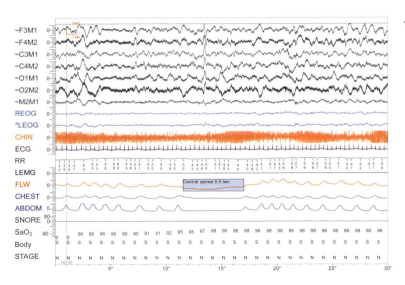

◀ 図　PSGで認められた中枢性無呼吸

● 解 説 ●

以下，典型例を参考に，ICSD-3の未熟性に伴う原発性中枢性睡眠時無呼吸の診断基準（表）[1]を記載し，解説する．

1．基本的特徴

睡眠時無呼吸は早産児で頻繁にみられ，時に換気補助や薬物治療が必要となることもある．早産児では主に未熟性と関連して睡眠時無呼吸が起こるため，慢性肺疾患や胃食道逆流による低酸素血症などの病態が存在しなければ，この病態は成熟とともに改善する．無呼吸は中枢性優位であるが，混合性や閉塞性無呼吸あるいは低呼吸もみられることがある．これらの呼吸イベントには通常，低酸素血症，徐脈などの生理学的代償を随伴する．また，刺激や蘇生などの介入が必要となることがある．

| ▼ **表** | 未熟性に伴う原発性中枢性睡眠時無呼吸の診断基準(基準 A～D を満たす) |

A．無呼吸あるいはチアノーゼが観察者により確認されるか，あるいは出生後の院内モニタリングで睡眠関連中枢性無呼吸，酸素飽和度の低下，あるいは徐脈のエピソードが検出される．
B．発症時点で乳児の受胎週齢は 37 週未満である．
C．睡眠ポリグラフ検査(PSG)，あるいは病院や自宅での無呼吸モニターなど代替となるモニタリングで，以下のいずれか一方が認められる．
　1．延長した(持続 20 秒以上)中枢性無呼吸が反復する．
　2．周期性呼吸が総睡眠時間の 5％以上を占める．
D．この障害は，その他の睡眠障害，身体疾患や神経疾患，あるいは薬物使用ではよく説明できない．

(American Academy of Sleep medicine 著,日本睡眠学会診断分類委員会 訳：未熟性に伴う原発性中枢性睡眠時無呼吸.睡眠障害国際分類第 3 版.ライフ・サイエンス,東京,p60,2018)

2．随伴する症状

徐脈を伴うことが多い．未熟性に伴う原発性中枢性睡眠時無呼吸は状態依存性で，レム睡眠中に呼吸イベントの頻度が高くなる．新生児のレム睡眠中には奇異性胸壁運動がよく起こり，機能的残気量の減少に伴う換気不全や灌流不全を生じ，動脈血酸素飽和度の低下を起こすこともある．患児に基礎疾患(慢性肺疾患や異常な神経状態など)があると，無呼吸がより重症化し，遷延する経過となりやすい．上気道が狭いと，閉塞性無呼吸成分を悪化させる．

3．客観的な所見

早産新生児の多くは，PSG ではなく，新生児集中治療室(NICU)における心呼吸モニタリングによって未熟性に伴う無呼吸と診断される．PSG が施行された場合，CSA はしばしば混合性の要素を示し，小さい未熟児の場合，混合性睡眠時無呼吸がすべての無呼吸の 50～75％である．呼吸イベント全体の 10～20％が閉塞性であり，純粋な中枢性は 10～25％と報告されている．また，周期性呼吸が存在する場合もある．

4．素因・誘因

睡眠時無呼吸の生理学的要因は，呼吸調節の未熟さであると考えられている．また早産児に，体温の不安定さ，胃食道逆流，頭蓋内病変，薬物使用，麻酔，代謝障害，酸素化障害，感染などが合併すると，無呼吸エピソードを発症する誘因になる．在胎週齢43週以降まで無呼吸が持続する場合は，別の病因の存在を疑う必要がある．

5．発症率

有病率は在胎週齢に逆相関するように変わる．出生時体重 2,500 g 未満の乳児の約 25％，1,000 g 未満の乳児の 84％が新生児期に症状を伴う無呼吸を呈するとの調査報告がある．在胎週齢37週の時点で 92％の早産児では全く症状がなくなり，受胎 40 週までに 98％，43 週までには大部分が自然消褪する．発症率に性差は認められず，すべての人種や民族群の乳児にも差は認められない．

6．発症・経過・合併症など

早産児では通常，生後 2～7 日の間に発症し，出生 1 日目に睡眠時無呼吸が生じることは稀である．もし出現すれば，ほかの疾患の可能性を考え精査を行う必要がある．未熟性に伴う無呼吸は通常在胎週齢 37 週で消失するが，特に受胎週齢 28 週以前に生まれた乳児では，在胎週齢の満期を超えて数週間持続することもある．受胎週齢 43 週を超えて無呼吸が持続することは稀とされている．合併症がない未熟性に伴う無呼吸の長期予後は良好であるが，頻回の蘇生が必要となるような持続性で再発性の無呼吸発作を伴う乳児の予後は，より悪く，無呼吸の原因や随伴疾患次第である．

文　献

1) American Academy of Sleep medicine 著，日本睡眠学会診断分類委員会 訳：未熟性に伴う原発性中枢性睡眠時無呼吸．睡眠障害国際分類第 3 版．ライフ・サイエンス，東京．pp 60-62, 2018

(篠邉龍二郎)

第Ⅱ章・H　睡眠関連呼吸障害群

CPAP治療を開始したら，閉塞性睡眠時無呼吸症候群患者に中枢性無呼吸が出現した!?

● 症例⑫ ●
▶ 30歳台，男性
▶ 眠気，倦怠感，頭痛

既往歴・家族歴　特記すべきことなし.

現病歴　上記の主訴にて近医受診し，SASを疑われ，夜間パルスオキシメトリーで3%酸素飽和度低下指数87/時間と高値であったため精査目的に紹介となった.

生活歴　飲酒　酎ハイ缶1本/日　週5日，喫煙なし. JESS 24点中11点.

診察・検査所見　身長169cm，体重84.5kg，BMI 29.6kg/m². 血圧136/70，脈拍65/分，整，口腔　扁桃肥大なし，マランパッチ分類Ⅳ度. 胸腹部異常なし，浮腫なし.

経過　診断PSGを実施し，AHI89.7/時間の重症のOSAと診断され，CPAP導入の方針となった. タイトレーションPSGを行ったところ，AHI14.1/時間と減少したが，CSAが全イベントの58%にみられた[※1]. CPAP 9 cmH₂Oで導入された. 経過とともに内部データ上，残存イベント5/時間未満となり，JESS 9点と眠気も改善しているが，アドヒアランスの低下傾向があり，注意しながら，経過観察中である.

最終診断　OSA，治療時出現中枢性睡眠時無呼吸

治療　CPAP固定圧　9 cmH₂O

🔍 ここが着眼点!

※1▶ OSAでは閉塞の解除により中枢性イベントがみられる場合がある.

※2▶ 経時的に改善する症例も多いが，アドヒアランスが悪くCPAPから脱落しやすい.

◉ 解　説 ◉　原因となる疾患(心不全や脳卒中など)や状況(薬物など)がないか除外が必要である

以前は，complex sleep apnea(Comp SA)と呼ばれ，ICSD-3[1)]にて診断，範囲がより明確化された(表). なお，ICSD-3では中枢性イベントの原因がほかに明らかである場合には，この診断に含めない.

現在，治療時出現中枢性睡眠時無呼吸に限定される十分な知見が得られているわけではないのでComp SAを含め，以下解説していく. Comp SAはCSAを生じる原因疾患や状況(薬剤など)が明らかな場合と，不明な場合(これが，治療時出現中枢性睡眠時無呼吸に該当)からなる.

1. 疫学

初回タイトレーションPSGで，CSAの残存や出現(いわゆるComp SA)がみられる患者の割合は報告によると，平均8.4%で，5〜20%と幅がある. また，タイトレーションPSGをスプリットナイトで行うか，終夜で行うかに影響され，前者のほうが高い(平均15%程度)[2)]. そして3ヵ月くらいで，Comp SAの症例は，2%程度に減少する.

表　治療時出現中枢性睡眠時無呼吸の診断基準
（基準A〜Cを満たす）

A. 診断睡眠ポリグラフ検査では，睡眠1時間あたり5回以上の閉塞性優位な呼吸イベント(閉塞性または混合性無呼吸，低呼吸あるいは呼吸努力関連覚醒反応)を認める.

B. バックアッププレート(換気補助の際の最低補償呼吸数)なしの気道陽圧呼吸使用下での睡眠ポリグラフ検査で，閉塞性イベントの大幅な改善と，中枢性無呼吸あるいは中枢性低呼吸の出現あるいは残存が認められ，以下のすべてを満たす.
　1. 中枢性無呼吸低呼吸指数が睡眠1時間あたり5回以上.
　2. 中枢性無呼吸と中枢性低呼吸の数が無呼吸と低呼吸の総数の50%以上

C. 中枢性無呼吸が他の中枢性睡眠時無呼吸(CSA)障害(チェーンストークス呼吸を伴うCSAや薬物または物質によるCSAなど)では，よく説明できない.

注：バックアップ換気とは，マスク式を含め人工呼吸器陽圧機器で，呼吸が止まったり，弱くなると，換気を補助したり，強制的に追加することを指す.
(American Academy of Sleep medicine 著，日本睡眠学会診断分類委員会 訳：治療時出現中枢性睡眠時無呼吸. 睡眠障害国際分類第3版. ライフ・サイエンス，東京，p63，2018より改変)

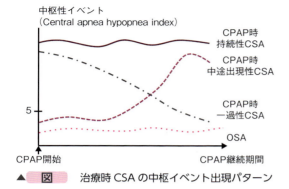

▲ 図　治療時CSAの中枢イベント出現パターン

しかし，レトロスペクティブな研究であり，30〜50％の症例がCPAPを脱落したり，経過不明のため，実際はもう少し多いかもしれない．他方，オートCPAPでも導入時の頻度は9％程度と同程度にみられる[3]．

基本，Comp SAはCPAP使用下で出現し，そのパターンで，一過性，持続性，中途出現性に分けられる（図）．一過性中枢性睡眠時無呼吸は，タイトレーション時にみられ，経過とともにCSAが消失していく．持続性中枢性睡眠時無呼吸は，タイトレーション時にみられているCSAが継続的にみられる．中途出現性中枢性睡眠時無呼吸は，タイトレーション時にはみられなかったCSAが，CPAP治療継続中に出現してくる．Liuらは，CPAPの内部データから推測し，それぞれ1.9％，0.9％，0.7％と報告している[4]．

どのような患者にComp SAが生じやすいかはわかっていないが，診断PSGでAHI高値，CA高値，男性に多いとの報告がされている[2]．

また，CPAPだけでなく，気管切開術，上下顎前方移動術，口腔内装置によるOSAの治療方法にても生じ，鼻手術でも報告がある．しかし小児ではよくわかっていない．

3．診断PSGでの特徴

Comp SAはほぼ常にノンレム睡眠中に生じるため，AHIはレム睡眠よりもノンレム睡眠で高値となる．レム睡眠で閉塞性イベントを制御するのに有効であった圧でも，ノンレム睡眠ではCSAが出現する．睡眠段階N1, 2に比べ，N3になれば，しばしばこのCAは減少する．

4．病因・病態

原因ははっきりしていないが，覚醒しやすい，深睡眠に達しにくいなど睡眠が安定しないことで，呼吸の不安定化が生じること，また，炭酸ガス換気応答が高いことや，睡眠中の動脈血炭酸ガス分圧と無呼吸閾値との差が小さいことも誘因となる．

気流制限を防止する目的で徐々に圧を上げていくと，CSAが出現する圧ポイントまで達してしまうことがある．このようにPAPの過剰な圧が，Comp SAを引き起こす可能性がある．そのほか，圧不足，バイレベルPAPの使用，マスクからのリークなどがComp SAを起こす可能性として挙げられている．

5．治療

CPAP，adaptive servoventilation（ASV），睡眠薬などが使用される．CPAPを継続しているとCSAが減る症例がある．また，ASVは，CSAやチェーンストークス呼吸に有効であることが知られているが，日本の医療保険制度上，治療時出現中枢性睡眠時無呼吸に適応はない．Comp SAとして背景疾患に心不全があれば，専門家の下で導入を考慮してもよい．しかし，PAP治療ではアドヒアランスが低下・脱落する可能性がある[※2]．覚醒しやすい場合には，睡眠薬の効果が期待できる場合がある．

文　献

1) American Academy of Sleep Medicine. International classification of sleep disorders : diagnostic and coding manual 3rd ed. American Academy of Sleep Medicine, Darien, IL, 2014
2) Nigam G, Pathak C, Riaz M : A systematic review on prevalence and risk factors associated with treatment-emergent central sleep apnea. Ann Thorac Med 11 : 202-210, 2016
3) Neu D, Balkissou AD, Mairesse O, et al. : Complex sleep apnea at auto-titrating CPAP initiation : prevalence, significance and predictive factors. Clin Respir J 11 : 200-209, 2017
4) Liu D, Armitstead J, Benjafield A, et al. : Trajectories of Emergent Central Sleep Apnea During CPAP Therapy. Chest 152 : 751-760, 2017

〈中山秀章〉

第Ⅱ章・Ⅰ 睡眠関連呼吸障害群

心臓手術後の右側横隔膜片側麻痺の睡眠関連低換気障害にNPPVを導入した生後7ヵ月の乳児[1]

● 症例⑬ ●
▶7ヵ月，女児
▶心臓手術後の睡眠関連低換気

既往歴 心房中隔欠損症，肺高血圧

診察・検査所見 患者の身長は54.1 cm［−4.5 SD］，体重は3.8 kg［−4.1 SD］．患者には生下時より心房中隔欠損（atrial septal defect：ASD）があり，human atrial natriuretic peptide（hANP）は291.7 pg/mL，human brain natriuretic peptide（hBNP）は169.0 pg/mLと心不全状態であり，心房中隔閉鎖術が行われ，術後，CPAP 3 cm H_2O 下の自発呼吸で $PaCO_2$ 52 Torrとやや高かったが，抜管が行われた．酸素投与下の抜管約7時間後に患者の $PaCO_2$ 値は80 Torr近くまで上昇し，肺高血圧も悪化した．鼻マスクを介した非侵襲的陽圧換気（noninvasive positive pressure ventilation：NPPV）[※1] を inspiratory positive airway pressure（IPAP）：7.6 cmH$_2$O，expiratory positive airway pressure（EPAP）：3.6 cmH$_2$O，呼吸数30回/分にて開始したところ $PaCO_2$ 値は低下した（図-A）．術後17日目では $PaCO_2$ 値は52 Torrとなり，日中のNPPVは中止，夜間のみのNPPV使用となった．術後19日目のNPPV装着下と，術後20日目の夜間NPPV無装着下における経皮 PCO_2（$TcPCO_2$）のトレンド図を示す（図-B）．脳波は装着しておらず詳細は不明であるが，$TcPCO_2$ 値は周期的に上昇し，恐らくはREM睡眠関連低換気が生じていると考えられる．NPPVありでは周期的な $TcPCO_2$ 値は上昇しているものの睡眠開始時と睡眠終了時の明け方の値に大きな差はみられない．一方，NPPVなしの睡眠では周期的な $TcPCO_2$ 値の上昇のみならず，明け方にかけて徐々に基線の上昇がみられる．すなわち，NPPVなしではREM睡眠期に上昇した $PaCO_2$ 値は non-REM睡眠期にも基準値に戻り切れず，徐々に朝方にかけて上昇すると考えられた．本患者は在宅夜間のNPPV管理となり，約1年後には睡眠中にも $TcPCO_2$ 値は50 Torr前後となり，NPPVから離脱となった．

最終診断 心臓手術後の右横隔膜の不全麻痺とそれに伴う睡眠関連低換気[※2]：ICSD-3では Sleep Related Hypoventilation Due to a Medication or Substance

最終処方 非侵襲的陽圧換気（NPPV）

ここが着眼点！

※1▶ 乳幼児でもNPPVが，抜管後や在宅の睡眠関連低換気障害に有効である．

※2▶ 乳幼児は片側横隔麻痺でも低肺機能となり重篤な睡眠関連低換気を起こしうる．

● 解 説 ● 夜間の経皮 PCO_2 モニターは睡眠関連低換気のモニターに有用である．

本症例は術後抜管後に急性Ⅱ型呼吸不全になった乳児が，鼻マスクによるNPPVにより再挿管を免れた症例であった．術後3週間程度経過して，日中NPPVが無事回避できても，夜間にはこの症例のように重篤な低換気を招いていることがあり，注意が必要である．

ICSD-3による睡眠障害は60数種類になるが，このうち睡眠呼吸障害（sleep disordered breathing：SDB）には20種類近い種類がある．SDBはOSA，CSA，睡眠関連低換気障害（sleep related hypoventilation disorders：SRHD）などに分類さ

れている．SDBではOSAおよびCSBに代表されるCSAは比較的によく知られるようになったが，SRHDに関する認識は一般的に乏しい．

睡眠時無呼吸，覚醒閾値の低下によっても血中の CO_2 は増加する．さらに，睡眠中の低換気，特に胸部由来の呼吸量が低下するREM睡眠中に低換気が強度になると考えられ，REM睡眠期は数分以上続くことが多いので，$PaCO_2$ 値の上昇は顕著になる．このようなときは1回換気量が小さいので，呼気終末 PCO_2 の正確な測定はカプノモニターでは困難になることが多く，$TcPCO_2$ 値測定

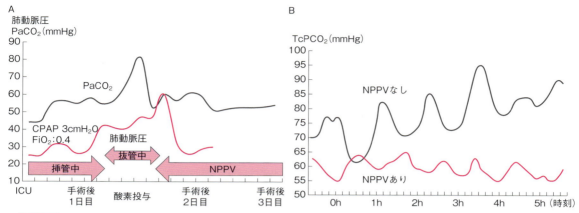

▲ 図　7ヵ月の女児の手術後(A)と，術後約20日目の退院直前夜間睡眠中の鼻マスク人工呼吸(NPPV)ありとなしの経皮PCO₂値のトレンド(B)

A. 患児は心臓手術後に右横隔膜神経麻痺になった．術後抜管後の酸素投与のみでは$PaCO_2$値と肺動脈圧が上昇し，NPPV使用となった．

B. その後，術後約20日目の退院直前でも夜間NPPVなしの睡眠では$TcPCO_2$値がREM睡眠と思われる時期に上昇する変動を示し，朝方にかけて上昇しつづけた．しかし，NPPV使用で$TcPCO_2$値の上昇が抑えられ，在宅夜間睡眠中のNPPV導入となり，1年後には右横隔神経麻痺が改善し，NPPV離脱可能であった．

(Chin K, et al.：J Thorac Cardiovasc Surg 134：260-261, 2007[1]より引用して改変)

が有用である．

図-Aでみられた周術期の$PaCO_2$上昇時の肺動脈圧の上昇は，低酸素血症がなかったにもかかわらず起こっており興味深い．

文献

1) Chin K, Takahashi K, Ohmori K, et al.：Noninvasive ventilation for pediatric patients under 1 year of age after cardiac surgery. J Thorac Cardiovasc Surg 134：260-261, 2007
2) American Academy of Sleep Medicine：International classification of sleep disorders, 3rd ed. American Academy of Sleep Medicine, Darien, IL, 2014

(陳　和夫)

合併した種々の睡眠呼吸障害に adaptive servo ventilation (ASV) が有効であった多系統萎縮症の一例[1)]

● 症例⑭ ●
▶ 70 歳台，男性
▶ 歩行障害と激しいいびき

既往歴 高血圧・糖尿病

現病歴 X-3年より歩行障害があり，歩行失調（小脳症状），起立性低血圧（自律神経障害），運動緩慢，肘・手首の固縮（パーキンソニズム）を伴い MRI 所見なども加味して，多系統萎縮症と診断された．X 年に激しい習慣性のいびきの評価のために当科受診となった．

検査所見 患者の BMI は 21.5 kg/m^2 で，肺活量検査には異状なく，動脈血液ガス分析では PaO$_2$ 88.5 mmHg，PaCO$_2$ 37.2 mmHg で正常範囲内であった．睡眠呼吸障害の探索のため，経皮 PCO$_2$（TcPCO$_2$）(TOSCA，Linde Medical) 測定も含めた PSG が行われた．AHI は 11.4 回/時間，最高 TcPCO$_2$ 値は 63 mmHg で，基準値と最高値の差は 18 mmHg みられ，覚醒中には低換気はみられないものの，睡眠中の肺胞低換気がみられた（図 1-A）．睡眠中の呼吸障害は肺胞低換気を伴った軽症 OSA と診断され，当初，治療は CPAP を考慮した．しかし，夜間の TcPCO$_2$ 値が 63 mmHg まで上昇しており，さらに，多系統萎縮症の夜間の睡眠呼吸障害は最初はいびきから始まり，OSA に進行し，病態の悪化と共に低換気を伴うと報告されていることもあり，CPAP には気道開存作用があるものの，換気補助がないので，CPAP 使用を断念して，非侵襲的陽圧換気（noninvasive positive pressure ventilation：NPPV）の使用を考慮した．しかしながら，患者の覚醒中の PaCO$_2$ は正常範囲であり，もし，NPPV 開始時に換気補助により過剰な PaCO$_2$ 値の低下がみられれば，声帯閉鎖などの重篤な副作用が起こる可能性もあり，NPPV 使用も行わなかった．そして，adaptive-servo ventilation (ASV) の使用を考慮した．最新の ASV では患者の自発呼吸が十分にあれば，Auto-CPAP として作動して，患者の換気量が低下した際には一呼吸ごとに補助圧（pressure support：PS）が変化して対応するとされている[*1]．呼気気道陽圧（expiratory positive airway pressure：EPAP）4〜8 cmH$_2$O，PS 圧を 0〜8 cmH$_2$O と設定して ASV を使用したところ（図 2），AHI 0.2 回/時間，最高 TcPCO$_2$ 値は 53 mmHg，基準値と最高値の差は 5 mmHg と改善した（図 1-B）．

最終診断 多系統萎縮症患者に伴った OSA と睡眠関連低換気

最終処方 ASV

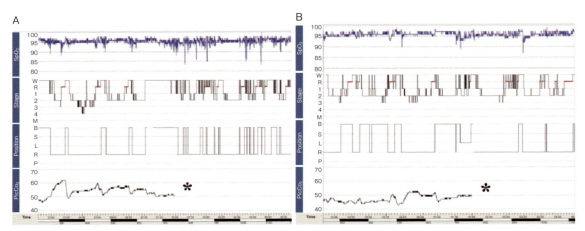

▲ 図 1　OSA と睡眠関連低換気障害を合併した多系統萎縮症の 1 例の PSG
　A．ASV 治療前：OSA と経皮 PCO$_2$ 値から睡眠関連低換気が認められる．
　B．ASV 治療後：いずれの睡眠呼吸障害も改善をみた．
＊以降は経皮 PCO$_2$ は測定不良となった．

(Hamada S, et al.：BMJ Case Rep：pii：bcr2014206372. 2015[1)] より引用)

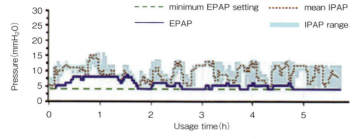

◀ **図2** 治療中のASVの圧変化
変動するEPAP圧，IPAP圧がみられる．(IPAP−EPAP)圧がPS圧となる．
(Hamada S, et al.：BMJ Case Rep：pii：bcr2014206372, 2015[1])より引用)

ここが着眼点！

※1▶ ASVはCSBばかりでなく，軽症の睡眠関連低換気障害にも使用可能な場合がある．

解説　数種類の睡眠呼吸障害が合併することがある．

　OSAと睡眠関連低換気の2つの睡眠呼吸障害を合併し，日中には低換気を伴っていない多系統萎縮症患者にEPAPとPS圧が可変するASVを用いたことで改善した症例であった．多系統萎縮症は睡眠呼吸障害を伴いやすい疾患で，しかも当初は，声帯不全麻痺に由来する高調性いびきを示し，やがて，OSAを伴うようになり，また，病気の進行とともに睡眠関連低換気，さらには日中の低換気を伴うようになる．OSAにはCPAP，睡眠関連低換気の治療にはNPPVが行われることが多いが，どの時点で変更するかの判断は難しいことも多い．日中の低換気が1つの目安になるが，本症例のように日中の低換気を伴わなくても，夜間には睡眠関連低換気を伴っていることもあると考えられる．

　ASVはCSBを治療するために開発された機種であるが，最近の機器ではEPAPはautoで動き，PS圧も可変である機種が一般的になっている．気道が閉塞すれば，EPAPが気道を開存する方向に働き，換気量（気流量）が低下すれば，通常のNPPVほどパワーはないものの換気補助器としての治療も可能と考えられる．実際，健康保険上もASVは在宅持続陽圧管理ばかりではなくNPPVの一機種としての使用も可能である[2]．

　睡眠関連低換気障害には6病態存在し[3]，6病態中，日中の低換気（$PaCO_2$ 45 mmHg以上）が診断基準に入っているのは肥満低換気のみである．他病態は，進行していない状態では日中の低換気を示さず，夜間のみ低換気を示す患者が存在する．多系統萎縮症は当初，声帯不全麻痺などを伴うOSAを伴うことが多いが，病態の進行と共に低換気を伴うので，CPAPからNPPVへの切り替えが必要な場合がある．その点，Auto-EPAP，PS圧が可能な機種は低換気が重篤化する前の患者管理に有効な場合があると考えられた．

文　献

1) Hamada S, Takahashi R, Mishima M, et al.：Use of a new generation of adaptive servo ventilation for sleep disordered breathing in patients with multiple system atrophy. BMJ Case Rep：pii：bcr2014206372, 2015
2) 日本呼吸器学会ASV使用に関するステートメント編集委員会：ASV使用に関する日本呼吸器学会ステートメント. 日呼吸誌 6：300-303，2017
3) American Academy of Sleep Medicine：International classification of sleep disorders, 3rd ed. American Academy of sleep medicine, Darien, IL, 2014

〈陳　和夫〉

第Ⅱ章・K　　睡眠関連呼吸障害群

いびき治療の代表的保存治療は口腔内装置である

● 症例⑮ ●
▶ 40歳台，女性
▶ いびき

既往歴・家族歴　特になし.

現病歴　高校生時より徐々にいびきの音が大きくなり，家族が迷惑する騒音としてのいびきの改善を希望し，前医から紹介・来院した.

診察検査所見・検査所見　身長162cm，体重57kg，20歳時の体重は52kg.

口腔咽頭，上気道ファイバー所見：舌後部での気道狭窄所見あり，そのほか鼻腔，口腔，咽頭に問題なし. 鼻腔通気度検査：0.20pa/cm³/秒.

診断時PSG検査：（紹介元での携帯型呼吸検査：AHI 14.2/時）AHI 13.1/時，(OSAindex 1.5/時，MSA 0/時，CSA 0.3/時，Hypopnea index 11.3/時），REM AHI 13.8/時，NREM 2.1/時，ODI3% 5.2/時，%CT90 0%，TST 430分，SL 22分，SRL 125分，SE 90.7%，WASO 44分，%ST1 16.2，%ST2 67.1，%SWS 3.5%，%REM 13.3%，ArI 15.3/時，PLM index 0/時.

経過　軽症OSAの診断，合併症なく，セファロ所見より dolicofacial pattern，上気道内視鏡所見より舌後部の気道閉塞・狭窄に伴ういびき音の発生が強く疑われた.

OSAの重症度，合併症がないこと，閉塞部位が舌後部と考えられることから，いびきの改善を含め口腔内装置（下顎前方移動型）を第一選択治療とした. 口腔内装置は日本睡眠学会認定歯科医師により下顎移動距離を最大前方位の75%とし作成した.

口腔内装置装着下のPSG検査：AHI 4.5/時，(OSAindex 1.6/時，MSA 0.2/時，CSA 0/時，Hypopnea index 2.7/時），REM AHI 53.7/時，NREM 6.9/時，ODI3% 2.0/時，%CT90 0%，TST 369分，SL 13.5分，SRL 75.5分，SE 84.1%，WASO 70分，%ST1 8.8，%ST2 62.2，%SWS 7.9%，%REM 21.1%，ArI 8.6/時，PLM index 0/時

口腔内装置によりいびき減少，睡眠の自覚的満足度も高く，保存治療として口腔内装置を継続することとなった.

最終診断　軽症OSAに伴ういびき

● 解　説 ●　習慣性いびき症

ICSD-3では，いびきは習慣性いびき症，と称され，睡眠関連呼吸障害の正常亜型に属するが明確な定義は存在しない. いびきは睡眠中の呼吸異常音であり，流体力学的にその発生メカニズムは旗めきなどの自励振動（その1つであるフラッター現象）で説明される. いびきは狭窄した上気道により呼吸時の気流速度が増加し，気道の軟組織が振動することにより発生する音であり，エネルギーの変換現象である. 肥満，小下顎・上顎劣成長など顎顔面形態の特徴，アデノイド・口蓋扁桃肥大などの軟組織の解剖学的特徴，開口による下顎の後方移動，仰臥位における重力の影響など，睡眠中の気道の狭小化をきたす要因で増悪する. さらに，鼻閉による気道上流での陰圧発生はベルヌイの定理により下流での流速を上昇させ，いびきを増悪させる. また，軟口蓋が薄い・後口蓋弓が膜様，軟口蓋・後口蓋弓・口蓋垂が長い，

薄い喉頭蓋，あるいは肥満により脂肪蓄積がもたらす気道周囲組織の変化など，形態・組織特性上の特徴で増悪する. 飲酒・薬物による入眠後の（特にREM睡眠時の）上気道筋活動の減少，開口によるオトガイ舌筋・オトガイ舌骨筋-甲状舌骨筋・胸骨舌骨筋など気道拡大筋のけん引力低下，などによりいびきが増悪する.

いびきの疫学調査では，成人男性で5～86%，成人女性で2～57%と報告されるが，対象集団，調査方法により幅が生じ，いびきの有病率の推定は困難である. 習慣性いびきに関し，本邦の報告では，成人の14.0%（男性23.9%，女性8.5%）とされる. 睡眠時無呼吸を伴わない習慣性いびき症では睡眠時無呼吸症で問題視される脳梗塞，心筋梗塞などへの影響，認知機能など全身への影響は少ないと考えられている.

いびきと睡眠時無呼吸の正確な鑑別はPSGが

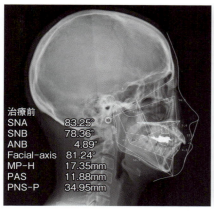 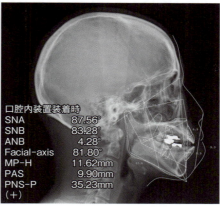

▶ 図　治療前および口腔内装置使用時のセファログラム
口腔内装置装着により気道前後径はPASでは増加していないが，下顎が前方移動し（SNB：78.36°→83.28°），舌骨の位置が前上方に変化して（MP-H：17.35 mm→11.62 mm）いる．

必要である．呼吸イベントの判定は低呼吸の定義に大きく依存する．これまで低呼吸の定義は変遷を繰り返しており，換気の低下度合（50%～30%～any change），随伴する動脈血酸素飽和度低下度合（4%，3%）および有無，覚醒反応の有無などで影響される．特に，生理的に覚醒反応が少なく，酸素飽和度低下が軽度の小児では定義上呼吸イベントと判定されないものの，大きな努力性呼吸が持続し，血圧上昇や認知機能への影響をおよぼすような病態となることは考えられる．特に，上気道抵抗症候群でみられる呼吸努力関連覚醒（respiratory effort related arousal：RERA）の判定など，正確な呼吸努力評価には食道内圧測定などの補助検査を必要とする場合がある．一方，いびきでは音響分析も病態評価に用いられており，いびきの周波数特性による発生部位の差異，あるいは音響分析によるOSAスクリーニングなどが行われている．

成人のいびきの保存治療は，鼻閉の改善として鼻呼吸をサポートする点鼻薬（血管収縮薬），nasal dilator，ノーズピン，口テープ，チンアップベルト，口腔内装置（マウスピース）など上気道を拡大し気流速度を減少させるもの，コーティングすることで咽頭粘膜の表面張力を減少させ通気をスムーズにするスプレーなどがある．

口腔内装置（oral appliance：OA，図）は舌の前方保持により気道の閉塞を予防するtongue retainer（TRD）と下顎前方移動により気道を拡大するprosthetic mandibular advancement（PMA）がある．PMAの作用機序は下顎の前方移動により気道の前後径を拡大するとされる．しかし，本例のように気道の前後径が変化しなくとも，気道の横径の拡大や舌骨の位置の変化（MP-Hの短縮）を伴うことが多く，下顎の前方移動が口蓋咽頭筋をはじめとする上気道の拡大筋群の筋活動を上昇させ，吸気による気道内の陰圧形成時に上気道の緊張維持（つぶれにくさ）を上昇させる機能的要因も存在すると推測される．

AASMによる臨床指針[1]では，OAは無呼吸を伴わない原発性いびき症，あるいはCPAP不耐のOSA患者に対し，有資格の歯科医が作成することが標準治療とされている．本邦で口腔内装置によるOSAの治療は2006年よりAHI 5以上を適応として保険収載されている．また保険診療とはならないもののAHI 5未満のいびき症へもOA作成が行われている．

文　献

1) Ramar K, Dort LC, Katz SG, et al.：Clinical Practice Guideline for the Treatment of Obstructive Sleep Apnea and Snoring with Oral Appliance Therapy：An Update for 2015. J Clin Sleep Med 11(7)：773-827, 2015

〈千葉伸太郎〉

第Ⅱ章・L 睡眠関連呼吸障害群

患者満足度の高いいびき治療には，代替え（手術）治療を含め，いくつかの治療選択肢の組み合わせを考慮する

症例⑯
- 30歳台，男性
- いびき

既往歴・家族歴 特になし．

現病歴 2年前からいびきを指摘され，家族が迷惑する騒音（子どもが眠れない）としてのいびきの改善を希望し，前医から紹介・来院した．

診察検査所見・検査所見
身長 174 cm，体重 65 kg，20歳時の体重は現在と同じ65 kg．
携帯型呼吸検査：AHI 6.4/時．
口腔咽頭，上気道ファイバー所見：舌後部での気道狭窄所見あり，口腔・咽頭所見で膜様の後口蓋弓を認める（図）．
セファロ所見：SNA 82.90°（81.2±2.9），SNB 75.24°（78.4±3.0），ANB 7.67°（3.0±1.9），Facial-axis 77.27°（86.0±3.0），MP-H 24.37 mm（14.0±5.4），PAS 13.76 mm（16.1±2.3），PNS-P 40.78 mm（39.2±3.1）．
鼻腔通気度検査：0.305pa/cm³/秒．
診断時PSG検査：（紹介元での携帯型呼吸検査：AHI 6.4/時）AHI 18.9/時，(OSAindex 2.0/時，MSA 0/時，CSA 0/時，Hypopnea index 16.9/時)，REM AHI 20.5/時，NREM 18.5 時，ODI3% 1.0/時，%CT90 0%，TST 431 分，SL 8.5 分，SRL 77.5 分，SE 86.4%，WASO 57.5 分，%ST1 18.1，%ST2 60.4，%SWS 0.7%，%REM 20.8%，ArI 22.7/時，PLM index 0/時．

経過 中等症OSAの診断，合併症なく，セファロよりdolicofacial pattern，上気道内視鏡所見より舌後部の気道閉塞および軟口蓋形態（膜様の後口蓋弓）によるいびき音が強く疑われた．

OSAの重症度，合併症がないこと，閉塞部位が舌後部および軟口蓋部と考えられることから，いびきの改善を含め口腔内装置（下顎前方移動型）を第一選択治療として開始した．
口腔内装置装着下のPSG検査：AHI 3.3/時，(OSAindex 0/時，MSA 0/時，CSA 0.15/時，Hypopnea index 3.1/時)，REM AHI 3.5/時，NREM 3.2/時，ODI3% 0.7/時，%CT90 0%，TST 405 分，SL 2.0 分，SRL 56.0 分，SE 95.0%，WASO 21.5 分，%ST1 11.0，%ST2 59.1，%SWS 4.4%，%REM 25.4%，ArI 6.8/時，PLM index 0/時．

口腔内装置により呼吸イベント，いびきも減少したが，若干いびきが残ること，さらに口腔内装置装着による顎関節痛み，および開口時のクリック音を自覚し，さらなる改善を希望，体位治療との組み合わせを勧めたが，可能性があるなら口腔内装置を使用しない治療を強く希望とのことであった．

そこで，気道狭窄およびいびきの振動音源の外科治療として全身麻酔下に軟口蓋形成術，オトガイ形成術を行った．

手術後のPSG検査：AHI 3.1/時，(OSAindex 1.36/時，MSA 0/時，CSA 0.12/時，Hypopnea index 1.62/時)，REM AHI 1.5/時，NREM 4.0/時，ODI3% 2.1/時，%CT90 0%，TST 482.5 分，SL 2.0 分，SRL 47.0 分，SE 97.9%，WASO 8.5 分，%ST1 5.6，%ST2 51.6，%SWS 8.8%，%REM 34.1%，ArI 5.5/時，PLM index 0/時．

術後，呼吸イベントは減少，睡眠構造も改善，いびきは減少し，家族への迷惑がなくなったとのことであった．

最終診断 中等症OSAに伴ういびき

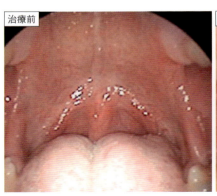
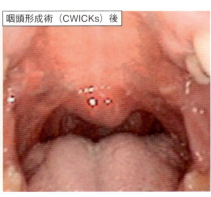

治療前 ／ 咽頭形成術（CWICKs）後

図 咽頭形成術前後の口腔咽頭所見
術前，長い口蓋垂，膜様で幅広い後口蓋弓所見が認められる．術後は口蓋垂の短縮，後口蓋弓が縮小し，気道が外側方向へ牽引，拡大している．

● 解 説 ● 騒音としてのいびきの治療

騒音としてのいびきは，患者および家族の自覚症状が治療満足度に結び付く．口腔内装置により顎関節症状などが出現する場合は，代替え法を検討することとなる．日本では民間療法の位置づけになるが，体位治療は欧米では古くから行われており，最初に口腔内装置を報告したCartwrightは体位治療にも言及している．本例では体位治療を勧めたが満足せず，さらなる代替えとして外科治療を選択した．

AHI 18.9/時で中等症の OSA と診断し，治療選択は CPAP の適応ではないこと，顎顔面形態がdolicofacial pattern で舌後部の気道閉塞が疑われるため口腔内装置を第一選択としたが，いびきが若干残り，また，口腔内装置による下顎の前方移動に伴う顎関節症状が出現すること，さらには患者が装置の装着なしに効果が持続する治療を希望したことから外科治療を検討した．口腔内装置で呼吸イベントが改善していることから，下顎の前方移動と同様の効果が期待できるオトガイ形成術（オトガイ形成術はオトガイ棘の前方移動によりオトガイ舌筋の牽引が期待できる），さらに，若干残ったいびきに対し音源と思われる膜様の後口蓋弓の処置のため，Suture suspension technique を応用した咽頭形成術（CWICKs）を行った（膜様の口蓋弓は池松[1]の uvulopalatoplasty における咽頭分類でIIaとされ，手術効果が期待できるタイプ，さらに術式として，Laser などの熱処理を用いず，術後の咽頭の瘢痕拘縮のリスクが少ない suture suspension technique を応用した咽頭形成術を選択した）．なお，1990 年代からいびきの日帰り外来治療として行われた laser assisted uvloplasty（LAUP）は，OSA に対する効果が確認されず，副症状出現が多いことから，AASM の臨床指針[2]ではOSA への治療応用は勧められていない．また，睡眠関連呼吸障害の外科治療時に注意すべきこととして，周術期管理がある．米国麻酔科学会のガイドライン[3]が指摘するように睡眠関連呼吸障害患者の全身麻酔では呼吸（麻酔による呼吸調節への影響や術後の気道浮腫による呼吸不全などの可能性）と睡眠（REM リバウンドなど）への影響を考慮し，入院にて周術期管理を行うことが望ましい．われわれは OSA を含め，すべての睡眠関連呼吸障害の全身麻酔後は，CPAP か nasal high flow による呼吸管理を行っている．

文 献

1) 池松武之亮：いびきの研究 第4報 いびきの1治療法. 日耳鼻 64：434-435, 1961

2) Aurora RN, Casey KR, Kristo D, et al.：Practice Parameters for the Surgical Modifications of the Upper Airway for Obstructive Sleep Apnea in Adults. SLEEP 33：1408-1413, 2010

3) Gross JB, Bachenberg KL, Benumof JL, et al.：Practice Guidelines for the Perioperative Management of Patients with Obstructive Sleep Apnea. Anesthesiology 104：1081-1093, 2006

（千葉伸太郎）

第Ⅱ章・M　睡眠関連呼吸障害群

睡眠中にうなるのは病気？
カタスレニアは睡眠関連呼吸障害？
それとも睡眠時随伴症群？

● **症例⑰** ●
- 30歳台，男性
- 睡眠中のうなり，日中の眠気

既往歴　小学校低学年　寝ぼけ．3年前対人関係の問題で精神科受診歴があり，約6ヵ月間抗うつ薬を服用．

家族歴　父　いびき，寝言．

現病歴　12歳より睡眠中にうなっていることを家族に指摘されていたが，本人は自覚症状がまったくなかった．20歳台前半から日中の眠気を生じるようになり，うなりと日中の眠気を主訴として当院を受診した．

診察・検査所見　身長162 cm，体重68 kg，BMI25.9kg/m²，血圧108/64 mmHg．口蓋扁桃肥大Ⅲ度，咽頭ファイバーで声帯の異常なし，ESS 14点．

経過　診断のため，PSGを音声ビデオ同時記録で行った[※1]．音声とビデオで確認したうなりの出現回数は118回/夜，持続平均時間2.2±1.1秒（平均±標準偏差）であった．脳波上明らかなてんかん性異常は認めず．呼吸イベントは，無呼吸低呼吸総数286回で，閉塞性無呼吸99回/夜，中枢性無呼吸29回/夜，混合型無呼吸20回/夜，低呼吸138回/夜を認め，睡眠1時間あたりの無呼吸および低呼吸の数AHIは39.2であり，**重症のOSAとカタスレニアの合併例と診断した．呼吸再開に伴う一過性覚醒後などにうなりの出現を認めた**[※2]（図）．

NREM睡眠期での出現が主であり，REM睡眠期で出現したものは1回のみであった．重症OSAのため治療を勧めたが，患者の希望により経過観察となった．

初診より1年後，日中の眠気が続くため，治療を希望し再診．経鼻的持続陽圧呼吸療法（nasal continuous positive airway pressure：nCPAP）の圧設定のため再度PSGを施行した．検査前半にnCPAP圧の調整を行い，後半は現在の無呼吸の状態とうなりを確認するためnCPAPを外してPSGを施行した．nCPAP圧6.5 cmH₂Oで睡眠中の無呼吸および低呼吸は消失し，うなりも消失した．nCPAP未装着では，うなりの出現は27回，持続平均時間2.6±1.0秒（平均±標準偏差）であり，初回PSGでみられたうなりとの著変は認められなかった．

CPAP導入の10ヵ月後口蓋扁桃摘出術施行．術後PSGではAHI4.0とOSAは改善するもうなりは72回/夜認めた．CPAP療法は中止となる．さらに2年8ヵ月後，日中の眠気を訴え再診．PSGを施行しAHI 3.2とOSA悪化はなく，うなりを190回/夜認めた．

最終診断　重症OSA，カタスレニア

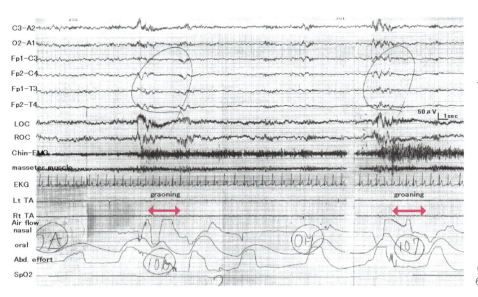

図　呼吸イベント後の覚醒反応の際のうなり

LOC：left outer canthus, ROC：right outer canthus, TA：tibialis anterior, OA：obstructive apnea.
↔うなりの音声が確認された

（田中まなみ，他：神経内科 68：581-584, 2008[1]）

ここが着眼点！

※1 ▶ うなりは本人に自覚のないことが多く，家族やベッドパートナーからの情報が重要である．イベントの確認は PSG と音声ビデオ同時記録が重要であり，音声がなければ PSG 上は呼気延長の中枢性無呼吸にしかみえないので必ず音声記録と解析時の音声確認が必要となる．

※2 ▶ うなりがレム睡眠中に起こるのか，覚醒反応との関係，睡眠呼吸障害の合併の有無が治療方針決定の１つの肝になる．

◉ 解 説 ◉

睡眠中のうなりを主訴とする新たな睡眠時随伴症としてカタスレニア（nocturnal groaning）が報告され[2]，ICSD-2[3] において独立疾患と位置づけられ，睡眠関連うなり（カタスレニア）と分類された．その後 ICSD-3[4] では睡眠呼吸障害の項目に正常範囲の現象として再分類された．ICSD-2 での診断基準では A：定期的に起こる睡眠中のうなり（もしくは単調な発声）の病歴もしくは B：呼吸音の記録を伴った終夜 PSG では，レム睡眠中に集簇もしくは優位に特徴的な呼吸リズムの不整がみられる，というものであり，深い吸気のあとの呼気延長とその後の延長した呼気，その際の発声が特徴とされ，うなっている際には呼吸数の減少がみられ，レム睡眠中に起こることが特徴とされていた．その後の報告でノンレム睡眠中にも起こる症例[5,6]や閉塞性無呼吸症候群との合併，さらには nCPAP 療法がうなりの治療法として有効である[1]という結果より睡眠呼吸障害の範疇として考えるグループが現れ今回の分類につながった．

われわれの施設で行った，カタスレニアと診断し PSG にてうなりが確認された 33 例（男性 17 名，女性 16 名，40±14.8 歳）の検討でも，うなりは 33 例中 7 例（女性 7 名 29.1±10.4 歳）がレム睡眠に集簇して出現し，26 例（男性 17 名，女性 9 名 43±14.5 歳）は主にノンレム睡眠中に認め，両群で睡眠中のうなりの約 50％が覚醒反応後に出現した．

今回の症例では，初回 PSG で出現したうなりは OSA の呼吸再開に伴う覚醒反応後や，体動などに伴う覚醒後に観察された．扁桃摘出術後および最終の PSG で出現したうなりも同様であった．扁桃摘出術後，呼吸イベントが改善しているにもかかわらずうなりが残存していること，覚醒反応後にうなりが出現すること，OSA 改善後の 2 回の PSG でうなりの出現頻度の差異，側臥位ではうなりを認めないことなどより，うなりを睡眠呼吸障害の残存と考えるか，覚醒反応を病態生理の中心と考え，さらには心理的要因の関与についても考えるべきか示唆に富む症例と考えられた．睡眠呼吸障害の合併がある場合はその治療を，覚醒反応後に起こる場合は覚醒反応の原因（周期性四肢運動異常など）の治療を試みるのも 1 つである．現在病態生理は明らかではないが，正常範囲として心配のないことを説明することも重要となる．

文 献

1) 田中まなみ，大倉睦美，村木久恵，他：経鼻的持続陽圧呼吸療法が有効であった sleep related groaning（catathrenia）の 1 例．神経内科 68(6)：581-584，2008

2) Vetrugno R, Provini F, Plazzi G, et al.：Catathrenia（nocturnal groaning）: a new type of parasomnia. Neurology 56：681-683, 2001

3) American Academy of Sleep Medicine：International classification of sleep disorders 2nd ed. Diagnostic and coding manual. American Academy of Sleep Medicine, Westchester, IL, pp165-167, 2005

4) American Academy of Sleep Medicine. International classification of sleep disorders, 3rd ed. American Academy of Sleep Medicine, Darien, IL, p141, 2014

5) 大倉睦美，谷口充孝，村木久恵，他：Catathrenia（nocturnal groaning）と診断した 18 例—夜間のうめきを主訴とするパラソムニア—．神経内科 64：71-77，2006

6) 村木久恵，大倉睦美，谷口充孝，他：Catathrenia は単一疾患単位か？—終夜睡眠ポリグラフ及び同時記録ビデオによる検討—．臨床神経生理学 35：27-36，2007

（大倉睦美，谷口充孝）

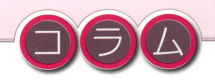

遠隔医療と遠隔睡眠学

❶ 遠隔医療の定義

遠隔医療(telemedicine and telecare)とは，通信技術を活用した健康増進，医療，介護に資する行為をいう(2006年7月，日本遠隔医療学会)とされ，さらに2011年3月に公表した「在宅等への遠隔診療を実施するにあたっての指針(2011年度版)」では，「通信技術を活用して離れた2地点間で行われる医療活動全体を意味する」と定義された．

❷ 遠隔医療の歴史と今後

実際に本邦での遠隔医療の取り組みは1970年代から始まり，1990年代半ばから放射線画像診断の遠隔医療(teleradiology)，さらに術中迅速病理診断の遠隔医療(telepathology)が発展した．さらには救急医療分野ではtelestrokeも行われるようになったが，いずれも専門医不足の支援として発達してきた．実地臨床では1999年に旭川医科大学の遠隔医療センターが設立，画像・病理診断に加え手術支援の分野で遠隔医療が行われた．本邦の医療法は対面診療を基本としており，当初，遠隔医療におけるテレビ電話などを使った診療は離島，僻地などを除き医師法20条に抵触すると考えられていたが，2017年7月14日に厚生労働省の通知文書により，テレビ電話等の画像を介さない(電子メールやSNS等)場合や初診でも，必要性と実施能力が明確ならば医師法20条に抵触しないとの解釈が示された．そして2018年の保険改訂でCPAPの遠隔モニタリングを含むオンライン診療が新規収載されるに至った．これらは今後，超高齢化社会を迎えようとしているわが国の医療において，AIや遠隔医療といったITを利用した在宅も含めた医療の導入・応用により，高い質を確保し，かつ高騰する医療費，人手不足などの対策として新しい医療サービスが急速に発展していく可能性を秘めている．ある試算によると2020年の遠隔診療関連サービスの市場規模は2016年比約2.5倍の192億円にのぼると予測するものもあり，保険診療のみならず遠隔での健康相談サービスといったヘルスケアの領域が市場をけん引すると考えられている．

❸ 本邦のtelesomnologyの歴史

日本睡眠学会では2009年に千葉　茂(旭川医科大学 教授)が「通信技術を用いて睡眠に関する研究等をおこなう学問」を遠隔睡眠学(telesomnology)と定義し，第3回日本睡眠学会学術集会においてシンポジウムを開催したのが最初となる．さらに，日本遠隔医療学会においては2014年に「ICTを活用し，睡眠医療の診断及び治療全般のレベル向上を図り，僻地・海外を始めとする対面診療が困難な状況における遠隔医療のあり方について検討および提言を行うこと」を設立目的とした遠隔睡眠医療分科会(SIG Sleep Telemedicine)が成井浩司会長により設立された．

❹ Telesomnology への期待

　睡眠医療は未だ標榜された診療科目ではなく，睡眠医療の専門家は未だ少数にすぎず，実臨床における需要とは大きな乖離がある．睡眠障害は多様な身体疾患と関連・影響し，いくつかの診療科領域にオーバーラップするため，異なる診療科の視点から診察が必要となることが多い．したがって，医師，歯科医師，技師，看護師，栄養士，心理療法士，呼吸療法士などさまざまな職種の連携が必要となる．しかし，本邦では睡眠医療についての教育システムが十分確立されておらず，施設間での診療レベルの格差が問題となっている．

　遠隔による診療は，複数の異なる領域の専門家のアドバイスを距離的なハンディなしに，患者に提供することができ，同時に実地医療者の教育に優れている．さらにコスト面でもアドバンテージが大きい．したがって，本邦の睡眠医療の発展には，遠隔医療の有効利用が欠かせない．

　実地医療においても遠隔睡眠検査が専門技師不足の支援として以前より行われており，睡眠医療専門施設による一般病院（病棟）での終夜 PSG の終夜監視支援，あるいは解析支援はいくつかの医療施設で運用されてきた．また，2009 年より旭川医科大学遠隔医療センターと太田睡眠科学センターではテレビ会議システムを使った症例検討会を開始した．ここでは，医師だけではなく，睡眠検査技師も含めて睡眠医療の専門家同士で情報，知識共有を行うことを目的とした．太田睡眠科学センターではさらに異なる診療科医師の実地診療支援として，太田睡眠科学センターにおける医師対患者の対面診療の際，他クリニックの医師が遠隔で診療に参加する呼吸器系医＋精神科医＋患者，あるいは OSA 患者における外科手術の適応について睡眠医療を専門としていない耳鼻咽喉科医院とを結び，睡眠外科専門医＋一般耳鼻咽喉科医＋患者を行い，実診療支援とともに医療者の情報共有・教育の面で成果を検討している．さらに，吉嶺らはテレビ電話システムを使い，日本と中国の医療施設を結び，従来診療が困難であった海外駐在員の CPAP に関する診療を行っている．遠隔医療は，対象者が患者である DtoP（Doctor to Patient，医師と患者）と対象者が医療者である DtoD（Doctor to Doctor，医師対医師）があり，さらに DtoD の応用形態として，DtoDtoP（Doctor to Doctor to Patient，医師対医師対患者），DtoNtoP（Doctor to Nurse to Patient，医師対看護師等対患者）などがある．吉嶺らの遠隔診療は DtoP，旭川医科大学遠隔医療センターと太田睡眠科学センターの症例検討会は DtoD あるいは D＋睡眠検査技師 to D＋睡眠検査技師，太田睡眠科学センターの遠隔医療は DtoDtoP となる．このように睡眠医療における遠隔医療はさまざまな形態での応用が可能であり，大きな可能性が期待される．ただし，上述はいずれも未だ保険診療外の例となる．現在，保険収載された CPAP モニタリングは DtoP に含まれるが，現状は生体情報モニタリングが重視されており，保険診療において遠隔医療の利点をフルに生かした睡眠診療はこれからの発展が期待される．

❺ 最後に

　述べてきたように，睡眠医療分野における遠隔医療は，現状において本邦の睡眠医療が抱えるさまざまな問題点に対し，有効な支援が可能となる期待が高い．一方で遠隔医療実地の際の課題である 1．倫理，2．コミュニケーションスキル，3．プライバシーの保護，4．情報セキュリティ，5．質の保証，6．医療安全について，検討はこれからである．

（千葉伸太郎）

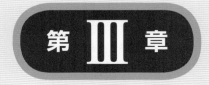

中枢性過眠症群

| 第Ⅲ章・A | 中枢性過眠症群 |

日中の眠気と突然の脱力を訴える患者を診たら

● **症例⑱** ●
▶10歳台後半，女性
▶授業中に居眠りしてしまう

既往歴・家族歴 特記事項なし．

現病歴 1年前ごろから日中の強い眠気と居眠りが多くなり，授業中にたびたび注意されるようになった．10分ほどで起きてすっきりするが，しばらくするとまた眠くなる状態であった．かかりつけの診療所では異常を指摘されず，精査のため当科を紹介受診した．

診察・検査所見 身長158cm，体重49kg．診察時は意識清明で，ESS[1]は16/24点であった．1日の総睡眠時間は23〜7時の8時間であったが中途覚醒が多く，頻繁に金縛りや寝入りばなに人影が見えることがあると話した．また大笑いした際に突然体の力が抜けるとのことであった[※1]．身体診察では神経学的異常所見を認めず，小顎や扁桃腫大も認めなかった．血液検査と頭部MRI検査では異常を認めなかった．

経過 数日の検査入院とした．脳脊髄液一般検査では異常を認めず，検体をオレキシン測定のため提出した．夜間にPSGを，翌日の日中にMSLTを施行した[※2]．PSGでは総睡眠時間は526分であったが，睡眠が浅く分断される傾向にあった．MSLTでは平均睡眠潜時が1分30秒であり，4回の測定すべてでSOREMPを認めた（図）．また後日判明した脳脊髄液中オレキシン濃度は40pg/mL未満と検出限界を下回っていた．モダフィニルとクロミプラミンを開始したところ，日中の眠気と脱力は改善し，夜間もよく眠れるようになった．

最終診断 ナルコレプシータイプ1

最終処方 モディオダール®（100mg）2錠，分1，起床時，アナフラニール®（10mg）2錠，分1，夕食後

❌ **ここが着眼点！**

※1▶ 日中の眠気を訴える患者を診たら，情動脱力発作，睡眠麻痺，入眠時幻覚の有無を確認．
※2▶ 睡眠検査はPSGとMSLTでワンセット，あわせて脳脊髄液中オレキシン測定も．

◯ 解 説 ◯ 日中の眠気の鑑別には問診が重要！

ナルコレプシーは中枢性過眠症群の代表的な疾患である．ナルコレプシータイプ1は後述する情動脱力発作をほぼ全例で伴う病型であり，オレキシン神経系の脱落との関連が指摘されている[2]．

日中の眠気は続発性に生じることもあり，その原因は睡眠の量の問題，睡眠の質の問題，睡眠リズムの問題に大別される．中枢性過眠症群では原発性に日中の眠気を呈するが，これは覚醒の維持の問題が原因である[3]．初診時の診察では鑑別のため，①総睡眠時間，②入眠困難と中途覚醒の有無，③日中の眠気の出方，④随伴症状の有無，⑤睡眠時無呼吸の検索（身長・体重，いびきの有無，顎や扁桃の形状）などを確認する．

ナルコレプシータイプ1の基本症状は，日中の眠気による睡眠発作（居眠り）と情動脱力発作である．眠気は5〜15分程度眠ると一時的にリフレッシュすることが特徴である．情動脱力発作はナルコレプシータイプ1に特異的な症状で，強い情動変化に伴って突然生じる全身性の抗重力筋の脱力である．そのほかの随伴症状としては睡眠麻痺（金縛り），入眠時幻覚，熟眠障害などが挙げられるが，これらは健常人でも疲労時などに呈し得る．情動脱力発作，睡眠麻痺，入眠時幻覚はレム睡眠関連症状と呼ばれる．

ナルコレプシータイプ1はPSGとMSLT，または脳脊髄液中のオレキシン測定によって診断される．PSGの翌日に施行されるMSLTで平均睡眠潜時8分以下かつ2回以上のSOREMPを認めた場

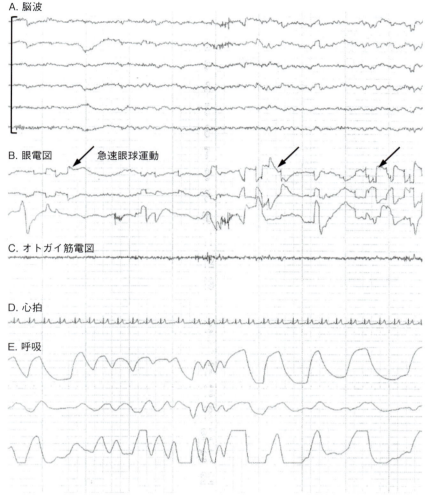

図　MSLT の所見

MSLT では測定開始 1 分 30 秒後に入眠し，2 分後に図の所見を呈した．脳波(A)では 4〜7 Hz 程度の θ 波が中心で，眼電図(B)では急速眼球運動(矢印)を認め，オトガイ筋電図(C)では筋トーヌスの低下を認めた．これらはレム睡眠でみられる所見であり，入眠後 15 分以内にレム睡眠が出現したため SOREMP と判断された．レム睡眠では心拍(D)や呼吸(E)など自律神経系の変動が生じることも特徴である．

合，または脳脊髄液中オレキシン値が 110 pg/mL 以下(正常値 200 pg/mL 以上)であった場合に確定診断となる[4]．

　ナルコレプシーの治療は生活指導と薬物療法による対症療法が中心である．日中の眠気に対しては中枢神経刺激薬，レム関連症状に対してはノルアドレナリン神経系の賦活作用がある抗うつ薬が使用される．また熟眠障害に対しては各種睡眠薬が使用される．

文　献

1) 福原俊一，竹上未紗，鈴鴨よしみ，他：日本語版 the Epworth Sleepiness Scale(JESS)〜これまで使用されていた多くの「日本語版」との主な差異と改訂〜．日呼吸会誌 44：896-898，2006
2) Nishino S, Ripley B, Overeem S, et al.：Hypocretin(orexin) deficiency in human narcolepsy. Lancet 355：39-40, 2000
3) 伊東若子，神林　崇：身につけたい最低限の鑑別診断　日中なのに眠い．治療 93：221-226，2011
4) American Academy of Sleep Medicine：International Classification of Sleep Disorders, 3rd ed. American Academy of Sleep Medicine, Darien, IL, pp146-155, 2014

〔大森佑貴，神林　崇〕

第Ⅲ章・B　中枢性過眠症群

多彩なレム関連症状と共存する
ナルコレプシーの症例

症例⑲
- 20歳台，女性
- 日中の眠気に耐えられない．入眠時に悪夢をみる．恐怖感がある

既往歴・家族歴　小児喘息，同胞3人の末子．兄と母に不眠症の通院歴．

現病歴　小学4年より目の前に幽霊が浮いて見える，泥棒が寝室に入ってきて怖いが動けない，という睡眠麻痺と入眠時幻覚が頻回に出現するようになる．一人だと持続するため母と一緒に寝ていた．小学校卒業式の練習中に眠気で立っていられないエピソードから眠気発症．中学1年から授業中に居眠りを反復し，先生に再三注意される．当時は常に茫然とした状態でいじめにもあい，1年間不登校．この間の記憶は不明瞭．中学2年最後から保健室登校，不登校児を受け入れる高校に進学．毎日遅刻せずに登校するが，授業中は毎日居眠り．10分くらい寝るといったんパチッと目覚めるが，また居眠りを繰り返す．友人とクレープを食べながらも眠り込んでいた※1．高校3年時に大笑いすると上半身の力が抜け，膝がカクカクし，呂律が回らないという情動脱力発作が出現．同じころから夜間の中途覚醒もはじまる（一晩2回，1回5分程度）．大学時代も同じ症状が続いた．教育実習中も立ちながら寝てふらふらし，体力がないと思われていた．大卒後工場での検品作業の仕事につくが，不完全覚醒状態で記憶がないまま変なものを持ってくるため信用されず，2ヵ月で辞職．X-1年6月より映像制作の会社で動画編集の作業．テレビ局内での仕事となって生活不規則となり眠気増悪，上司から受診を指示され，X年12月当院初診．

診察・検査所見　ESS 17点と重度の眠気を認め，典型的な情動脱力発作が存在することから，ナルコレプシーと診断した．PSGを施行しAHI 0.5，周期性四肢運動指数0と夜間睡眠の障害がないことを確認．睡眠潜時1分，レム潜時0.5分だった．また翌日のMSLTでは平均睡眠潜時1.13分，SOREMP 4/4，平均レム睡眠潜時は53秒と重度の眠気とレム睡眠への易移行性を確認した．HLA-DQB1*06：02が陽性だった．いずれもナルコレプシーの特異的所見であり診断を確認した．随伴するレム関連症状として睡眠麻痺と入眠時幻覚も週2～3日あり，霊に脇腹を叩かれ，体中に波紋が広がって体の中をかきまわされているような不思議な感触があり（図），霊的体験

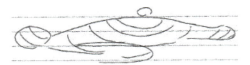

▲**図**　本人が入眠時幻覚について説明した図

金縛り状態に耐えていると，脇腹を叩かれ，波紋が体中に広がってグワングワンする不思議な感触があると話した．

と感じ「成仏してください」と祈るとの話だった．

経過　夜間睡眠確保と計画的昼寝を中心とした睡眠生活指導を行い，平行して薬物療法を開始した．眠気症状に対しては中枢神経刺激薬であるモダフィニルを用いた．副作用の少なさで第一選択薬となっている．服薬により眠気は本人のコントロール範囲内となり，開始後1週間は動悸や首の張りといった副作用があったがその後消失した．入眠時幻覚・睡眠麻痺と情動脱力発作に対しては，もっともレム睡眠抑制作用が強いクロミプラミン10～25 mgを用いた．睡眠麻痺・入眠時幻覚がほぼ消失するという著効がみられたが，本人は「夢がなくなって，感情が落ち着き，映画や本を読んでも楽しい気持ちが抑えられるような感じがする，映像の仕事をつくるアイディアが湧かなくなる」と訴え中断．外来待合室で睡眠麻痺となり，呼んでも10秒位動けず（肩を叩くとビクッとして動けるようになる），職場での仮眠中に「脳の中で怒られる声がする」夢があって覚醒後も気分不安定となるエピソードなどが出没，生活上の支障は大きい状態であるが，レム睡眠抑制薬なしで経過している．気分の不安定性は過労時に一過性にみられるが，生活リズムの安定化とともに消褪している．情動脱力発作も週に数回出現．元々病気を明かして仕事をしている．自分の作った動画が面白すぎて立てなくなり，同僚に症状の説明を要したことがある．

最終診断　ナルコレプシータイプ1

最終処方　モダフィニル（100 mg）2錠 1x 朝食後

ここが着眼点！

※1▶ ナルコレプシーの眠気は抵抗できず，食事中にも眠り込み，短い居眠りでさっぱり目覚めるのが特徴である．

※2▶ 過眠症の現行の薬物療法は対症療法であり，患者の生活様式に合わせた調整が必要となる場合がある．

◉ 解 説 ◉

ナルコレプシーの中核症状は居眠りの反復と情動脱力発作であるが，8割の症例には睡眠麻痺や入眠時幻覚が随伴する．特に思春期発症の場合，入眠時幻覚を霊にとり憑かれたと思い悩み，それが主訴となる場合も多い．発症直後の小児例の半数弱には，非定型な症状(情動契機なく持続的に筋緊張が低下したり，睡眠が遷延し茫然とした状態となるなど)がみられることがあるが，数ヵ月程度で典型的症状を呈するようになる．

ナルコレプシーでは覚醒からレム睡眠に移行しやすいことが特徴で，PSG/MSLTを行うとSOREMPが2回以上認められることが診断基準となっている．この症例では夜間PSGとMSLT昼寝試行すべてでSOREMPがみられた．CSF中のオレキシン濃度測定もナルコレプシータイプ1の診断基準とされるが，典型的な情動脱力発作をもち，HLA-DQB1*06：02遺伝子型をもつ患者の約95%はCSFオレキシン低値であり，本症例もオレキシン低値と推定される．

過眠症の薬物療法は対症療法である．症状の重症度と副作用の有無により薬剤選択と用量を調整するのが基本ではあるが，本人の生活様式によって調整が必要となる※2．たとえば平日の睡眠不足傾向が目立つ患者には，休日には中枢神経刺激薬を減量あるいは中止して，昼寝をとらせ平日の睡眠負債を返済させると，耐性形成の予防にもつながる．農家や職人の中には，昼休みのほかに10時と15時の休憩時に仮眠をとることで，過眠が重症であっても薬物療法なしで過ごせる患者もいる．一方でレム睡眠抑制薬は，ごく軽症な場合を除き，継続服薬が原則である．これはレム睡眠抑制薬を3日中断すると，情動脱力発作重積状態と呼ばれる情動脱力発作が持続して生じる反跳現象が生じる危険があるためである．本症例はこの原則の例外である．未治療期間が長く，中学1年間の不登校のうちに多彩な夢と共存する生活様式ができたのだろう．睡眠麻痺や入眠時幻覚は生々しく恐怖感があるが，多彩な夢の世界や繊細な感受性は，創造性につながるプラスの側面があるのかもしれない．なおナルコレプシー症例は，一過性に神経過敏症状がみられることがある．中枢神経刺激薬を継続的に使用するため，夜間睡眠が不十分になる際には慎重に精神症状を観察し，必要な場合には睡眠確保や中枢神経刺激薬減量，少量の抗精神病薬の併用などの対応が必要になることがある．

参考文献

1）米国睡眠医学会 著，日本睡眠学会診断分類委員会 監訳：睡眠障害国際分類第3版，ライフ・サイエンス，東京，2018

(本多　真)

第Ⅲ章・C　中枢性過眠症群

中年，肥満，いびき・眠気＝OSA と思い込まない

● 症例⑳ ●
▶ 50 歳台，男性
▶ 家族からの睡眠中のいびきや無呼吸の指摘，日中の眠気

既往歴　健診で肝機能障害，脂質異常の指摘．常用薬はなし．
家族歴　特記すべきことなし．
現病歴　学生のころから眠気を感じていたが，病的なものと思わず気に留めていなかった．40 歳ごろからいびき，50 歳ごろから睡眠中の無呼吸を家族から指摘され，また肥満であることから OSA を心配して受診した．ESS：19 点．睡眠時間：午後 8 時～午前 6 時まで約 10 時間．飲酒：ビール缶 1～2 本/日．喫煙：48 歳まで 20 本/日 × 20 年間．体重の推移：20 歳台 60 kg くらい，40 歳台 80 kg くらい．
診察・検査所見　身長 173.4 cm，体重 102.3 kg，BMI 34.0 kg/m^2，血圧 138/74 mmHg．聴診上，心肺に異常なし．神経学的異常所見なし．
　血液検査は軽度の肝機能異常と脂質異常以外は異常を認めず，甲状腺機能は正常であった．PSG 所見（図）：TST 389.5 分，睡眠効率 77.7％，入眠潜時 16.7 分，REM 潜時 7.5 分，Stage N1 54.6％，N2 25.5％，N3 6.0％，R 13.9％，呼吸は AHI 59.3，最低酸素飽和度 71％で呼吸イベントは閉塞性主体，覚醒反応指数 53.5，周期性四肢運動指数 2.8 であった．PSG の結果から CPAP 治療の適応と判断，タイトレーション PSG を行い CPAP 圧 11.6 cmH$_2$O でいびきや閉塞性呼吸イベントの消失を確認した．その際の PSG は TST 412.0 分，睡眠効率 88.7％，入眠潜時 0.7 分，REM 潜時 5.0 分，Stage N1 23.6％，N2 28.0％，N3 19.8％，R 28.6％，AHI 1.5，最低酸素飽和度 85％，覚醒反応指数 16.6，周期性四肢運動指数 0.7 であった．
経過　PSG 所見から重症 OSA と診断，CPAP 治療を開始した．CPAP にて眠気は軽減，夜もこれまでより遅くまで起きていることができるようになった．しかし，なお日中に仮眠をしばしばとることがあり，また ESS は 12 点であった[※1]．
CPAP 機器のデータから午後 10 時～午前 6 時まで毎日 8 時間の使用でアドヒアランスは良好，睡眠不足もみられなかった．実は若いころから笑ったり感情的になったりしたときに体の力が抜ける感じを経験していたとのことであった．睡眠麻痺や入眠時幻覚の自覚はなかった．ナルコレプシーが疑われ，PSG と翌日に MSLT を実施した．
PSG・MSLT 所見　MSLT 前夜の PSG は TST 400.0 分，睡眠効率 83.1％，入眠潜時 0.5 分，REM 潜時 6.5 分，AHI 3.9，最低酸素飽和度 86％，覚醒反応指数 15.6，周期性四肢運動指数 1.3 であった．MSLT は 5 回すべての nap で入眠し，SOREMP を 4 回認め，平均入眠潜時 4.7 分，平均 REM 潜時 4.5 分であった．
　HLA タイピング検査では HLA−DQB1＊0602，DRB1＊1501 が陽性であった．
最終診断　PSG から重症 OSA と診断，また眠気，情動脱力発作の存在，かつ MSLT で平均入眠潜時が 8 分以下で 2 回以上の SOREMP を認めたことからナルコレプシータイプ 1 と診断した[1]．若いころから眠気や情動脱力発作の存在があり，40 歳ごろから体重の増加に伴いいびきや無呼吸を指摘されるようになったことから，最終的に OSA を合併したナルコレプシータイプ 1 と診断した．
最終治療　CPAP 治療に加え，モダフィニル 100 mg/日の服用で眠気や居眠りは改善した．情動脱力発作については，頻度・程度が軽度のため治療を行わずに経過観察とした．

ここが着眼点！

※1▶ 眠気をきたす原因疾患は 1 つとは限らない．確定診断後もほかの疾患の併存を常に念頭に置く．

● 解 説 ●　基本を忘れず，問診を大切に！

　OSA はいびきを伴う中高年の肥満者に多く，2003 年 2 月の JR 西日本山陽新幹線運転士の居眠り運転から眠気の原因として知られるようになった．また，高血圧や脳心血管疾患，生命予後に関連することが明らかとなり[2]，その有病率の高さからも社会的に関心が高く，今では多くの人に広く認知されている．一方，ナルコレプシーは日中の耐え難い眠気や居眠りを主症状とする中枢性過眠症の代表的な疾患である．しかし，OSA に比べると頻度は低く，日本人の有病率は 0.16％程度で

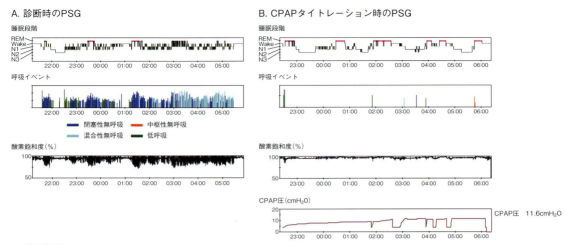

▲ 図　診断時とCPAPタイトレーション時のPSG

一般医師の間でもまれな病気と位置づけられている．

　ナルコレプシーは15歳前後に発症することが多いが，単なる眠気と区別しにくく罹病期間が長いと患者自身が病的とは認識していないことが多い．この症例も学生のころから眠気や情動脱力発作と思われる症状を自覚してはいたが，いずれも病的と考えずに過ごしてきた．OSAはマスメディアでしばしば取り上げられ，肥満・いびき・無呼吸・眠気などのワードから容易に連想される疾患であり，今回も患者自身がOSAを疑って受診した．症状や肥満体型，PSG所見から典型的な重症OSAと診断し，CPAP治療開始となった．通常は外来でCPAPの使用状況を確認し，特に問題なければOSAの診断・治療は終了したものと考えるだろう．今回もCPAPで眠気は軽減したと話していたので，当初は典型的なOSA症例と考えていた．しかし，よくよく話を聞くと治療後も居眠りをしていることがわかり，また情動脱力発作と思われる症状があることが判明したことからナルコレプシーの存在を疑い，最終的にナルコレプシータイプ1にOSAを合併した症例と診断できた．ナルコレプシー患者は肥満や2型糖尿病を合併することが多く[3]，中年以降の肥満患者はOSAを合併している可能性が高い[4]．そして，ひとたびOSAと診断された患者ではナルコレプシーの診断が遅れる傾向にあることに留意すべきである[5]．

今回のような重症OSA患者の外来ではCPAPのアドヒアランスに目が向きがちになるが，常に眠気などの症状をしっかり聞くことを忘れてはならない．現在CPAP治療後の残遺眠気に対してモダフィニルが保険適用となっている．しかし，安易に処方を考えるのではなく，まずは睡眠不足がないかを確認し，そしてナルコレプシーも考慮して積極的に情動脱力発作などの症状を聞くことが肝要である．疾患の有病率や認知度から眠気の原因としてOSAが第一に挙げられることが最近は多い．眠気をきたす原因疾患は1つとは限らず，何か確定診断がついたとしてもほかの疾患の併存を常に念頭に置いて診療にあたる必要がある．

文　献

1) American Academy of Sleep Medicine : International Classification of Sleep Disorders, 3rd ed. American Academy of Sleep Medicine, Darien, IL, 2014
2) Marin JM, Carrizo SJ, Vicente E, et al. : Long-term cardiovascular outcomes in men with obstructive sleep apnoea-hypopnoea with or without treatment with continuous positive airway pressure : an observational study. Lancet 365 : 1046-1053, 2005
3) Schuld A, Hebebrand J, Geller F, et al. : Increased body-mass index in patients with narcolepsy. Lancet 355 : 1274-1275, 2000
4) Pataka AD, Frangulyan RR, Mackay TW, et al. : Narcolepsy and sleep-disordered breathing. Eur J Neurol 19 : 696-702, 2012
5) Sansa G, Iranzo A, Santamaria J : Obstructive sleep apnea in narcolepsy. Sleep Med 11 : 93-95, 2010

〈金子泰之〉

第Ⅲ章・D 中枢性過眠症群

臨床症状だけでは診断がつかない過眠症とその検査の限界

症例㉑
- 20歳台，男性
- 日中の耐え難い眠気（excessive daytime sleepiness：EDS）

既往歴 特記すべきことなし．
家族歴 父がOSA．
現病歴 大学生時代から授業中の眠気を自覚していた．4年前より仕事をするようになったが，睡眠時間を7時間摂取しても，仕事中に耐え難い眠気に襲われ，5分程度眠ってしまうようになった．仮眠をとると爽快感はあるが，しばらくすると再び眠気に襲われる．近隣の医療機関を受診し，睡眠呼吸障害モニターにて検査が施行されOSAは否定されたが，転職するにあたり日中の眠気に対して，再度精査を希望し当センターを受診した．
診察・検査所見 自覚的な眠気は強くESSは13点であった．いびきや無呼吸に関する指摘はなく，情動脱力発作や睡眠麻痺，入眠時幻覚は認められなかった[※1]．
経過 ナルコレプシー2型のほか，特発性過眠症，long sleeperが疑われたため，睡眠不足や睡眠覚醒リズムの乱れに関して睡眠日誌で評価を行ったうえでPSGおよびMSLTを施行した．終夜PSGの所見では，病的な呼吸イベントを認めず，高い睡眠効率とSOREMPを認めた．翌日のMSLTの所見では，平均入眠潜時の著しい短縮と，SOREMPsを5回中4回認めた．臨床症状および終夜PSG，MSLTの所見から，ICSD-3[1)]の診断基準に基づきナルコレプシー2型と診断した．

当初は十分な睡眠時間の確保などの指導を行いEDSが軽快したため，薬物療法は行わずに経過をみていた．しかし免許の更新で診断書が必要になり，運転に耐えうる覚醒維持能力の評価のため覚醒維持検査（maintenance of wakefulness test：MWT）を施行した．施行したMWTでは覚醒維持能力は不十分であったため，モダフィニルによる薬物療法を開始した．内服開始してから半年後に再度，モダフィニル内服下でMWTを施行したところ，運転に関する覚醒維持には問題がみられなかったため無事免許の更新ができた．

最終診断 ナルコレプシー2型
最終処方 モダフィニル100mg

ここが着眼点！

※1▶ ナルコレプシー2型は1型とは異なり，情動脱力発作だけでなくREM関連症状の睡眠麻痺や入眠時幻覚もみられないことも多く，臨床症状からは診断できない．

※2▶ 診断のgold standardであるMSLTで評価できることは，「日中の眠気の強さ」と「日中のREM睡眠の出現」であり，過小および過剰診断のどちらも生じうる．

解説

ナルコレプシーは日中の著しい眠気（excessive daytime sleepiness：EDS）を特徴とする病態である．ナルコレプシーは，疾患に特異的な情動脱力発作（cataplexy）を伴いオレキシン欠乏例の多い1型と，情動脱力発作を伴わずオレキシン欠乏が認められない2型に分類される．ナルコレプシーの日本での有病率は0.16～0.18%で性差は認められないことが報告されている[2)]．ナルコレプシー2型のみの有病率は不明であるが，大阪回生病院睡眠医療センターを2014年5月～2017年4月に受診し，ナルコレプシーと診断された患者111名のうち，28名がナルコレプシー1型，83名がナルコレプシー2型と診断され，おそらくナルコレプシー2型の方が1型に比べて多いと考えられる．

ナルコレプシーの好発年齢は10代と30代の2峰性を示すが，診断までに時間を要するケースも多く高齢になってから受診に至る場合もある．臨床症状としては1型で認められる情動脱力発作のほか，REM関連症状として睡眠麻痺と入眠時幻覚があるが，後者2つの症状は健常人でも睡眠不足や睡眠覚醒パターンの乱れが生じたときに起こることがある．そのほかの症状として，自動症行

動やRBD，頻回の覚醒で夜間睡眠が分断されることによる不眠が生じることもある．ナルコレプシー2型にはREM関連症状を含め特異的な症状がないため，診断には終夜PSGおよびMSLTが必須であり，ICSD-3の診断基準ではMSLTにおいて平均睡眠潜時が8分以内で，終夜PSGを含めSOREMPsを2回以上認める必要がある[1]．しかしMSLTは感度78%，特異度95%[3]であり，見逃しや過剰診断のどちらも生じうる[※2]．またMSLTでは睡眠不足，睡眠覚醒リズムの乱れ，向精神薬などの影響を顕著に受けるため，睡眠日誌や影響する薬剤の休薬などを適切に行う必要がある．

日中の眠気に対する薬物療法としては，日本で保険適用となっている薬剤にはメチルフェニデート，モダフィニル，ペモリン，メタンフェタミンの4種類があるが，依存性が強いメタンフェタミンはほとんど使われていない．また，ペモリンは重篤な肝障害の危険性が指摘されていて使用しにくく，主にはメチルフェニデートとモダフィニルが処方される．メチルフェニデートは薬価が安く覚醒作用も強いが作用時間が短い．また，日本ではうつ病でも保険適用されていたことから乱用が問題となり，現在はナルコレプシーに限定され流通制限の規約を順守することを約束した医師および薬局でないと処方，調剤ができない．モダフィニルは乱用や耐性といった問題が少なく，欧米では第一選択薬と位置づけられている[4]．副作用としては頭痛，嘔気がみられ，特に開始時に多いので，100 mgから開始し，必要に応じて増量した方がよい．

文　献

1) American Academy of Sleep Medicine：Narcolepsy Type 2：International Classification of Sleep Disorders, 3rd ed. American Academy of Sleep Medicine, Darien, IL, pp155-160, 2014
2) 神林　崇，西野精治：ナルコレプシーとその近縁疾患．立花直子 編：睡眠医学を学ぶために―専門医の伝える実践睡眠医学．永井書店，大阪，pp236-252，2006
3) Aldrich MS, Chervin RD, Malow BA：Value of the multiple sleep latency test（MSLT）for the diagnosis of narcolepsy. Sleep 20：620-629, 1997
4) Berry RB, Wagner MH：Modafinil and Narcolepsy. Sleep Medicine Pearls 3rd. Elsevier, Philadelphia, pp502-504, 2015

（本　将昂，谷口充孝）

第Ⅲ章・E　中枢性過眠症群

眠っても眠っても眠い病気

● 症例㉒ ●
▶20 歳台，女性
▶日中の眠気
▶紹介時診断：ナルコレプシーの疑い

既往歴・家族歴　特記事項なし.

現病歴　高校 1 年生のころから日中に強い眠気を自覚するようになり，授業中に居眠りをすることが多かったが，特に問題にはならなかった．短大を卒業後，事務職として働き始めた．仕事中に強い眠気に襲われて眠ってしまう，上司の話を聞いているときにも眠ってしまう，などで会社から問題視されるようになった．**夜はぐっすり眠れたが，長時間寝ても日中の眠気は軽減せず，昼寝をしてもすっきりしなかった**[※1]．A 病院を受診し脳波検査などの精査を行ったが特記すべき問題は指摘されず，ナルコレプシーを疑われて当院睡眠外来を紹介受診した．

診察・検査所見　診察時，ESS[1]は 18 点であり，強い日中の眠気の存在がうかがわれた．**問診上，情動脱力発作や入眠時幻覚，睡眠麻痺などのナルコレプシーに特徴的な症状を認めず，午睡をしても眠気は解消しないとのことだった**[※2]．終夜 PSG では睡眠効率 95.3％，総睡眠時間 487 分（8 時間 7 分），入眠潜時 5.5 分，総睡眠時間に占める深睡眠の割合も 24.3％とよく眠れており，SOREMP は認めなかった．睡眠時無呼吸症候群や周期性四肢運動障害など，日中の眠気をきたしうる睡眠障害も認められなかった．翌日の MSLT では，入眠潜時は平均 5.0 分と短かったが，4 回中 1 回も SOREMP を認めなかった．

最終診断　特発性過眠症

経過　まずは夜間の睡眠時間を十分にとるように指導した．日中に眠ってしまうことは減ったが，眠気は軽減しなかった．対症的にモダフィニルを処方し，ある程度は眠気が軽減したが，すっきりとは改善しない状態が続いている．

✕ ここが着眼点！

[※1]▶　本人にとって夜間に十分な睡眠時間をとっても病的な眠気が続くのが，睡眠不足症候群との違いである．
[※2]▶　同じ日中の眠気を呈するナルコレプシーでは，仮眠をとると一時的に眠気が解消することが多い．

◉　解　説　◉

　特発性過眠症は 16～21 歳ごろの思春期に発症し，長い経過を経ることが多い疾患である．まず，夜間睡眠の障害によって日中の眠気をきたす睡眠時無呼吸症候群や周期性四肢運動障害などの睡眠障害を除外し，次にナルコレプシーなどほかの過眠症を除外して診断する（**表**）．ナルコレプシーとの違いは，情動脱力発作の有無だけでなく，MSLT での入眠潜時が 8 分未満であるもののやや長いこと，午睡は短時間で済まず一旦眠り込むと 1 時間以上目覚めないことが多いこと，モダフィニルなどの中枢神経刺激薬の効果が得にくいことなどが挙げられる．しかし，ナルコレプシーのごく初期の場合 MSLT で SOREMP を認めないことがあり，MSLT で経過を追うことによって，診断の見直しをしたほうが良い場合がある[2]．また，ナルコレプシーでは生涯にわたって症状が持続することが多いが，特発性過眠症では約 1 割の患者で症状が自然軽快したという報告がある[3]．

　ICSD-3[2]の診断基準では MSLT を行うか，24 時間の PSG モニタリングまたは最低 1 週間のアクチグラフによる所見が必須とされている．「長時間睡眠」の随伴の有無は診断において問われなくなったが，10 時間以上の長時間睡眠を伴う特発性過眠症の患者は少なくない．若年者では本人にとって必要な睡眠時間が十分にとれていない行動誘発性睡眠不足症候群との鑑別が重要である．平

▼ 表　特発性過眠症と類縁疾患の鑑別

	特発性過眠症	ナルコレプシー	睡眠不足症候群
発症年齢	16〜21 歳	15〜25 歳	どの年齢でも起こりうる
睡眠発作	ある場合もある	あり	ある場合もある
食事中や会話中の眠気	なし	あることが多い	なし
情動脱力発作	なし	あることが多い	なし
金縛り・入眠時幻覚	なし	あり（Type 2 ではなし）	なし
不眠症状	なし	中途覚醒が多い	なし
起床困難	あり（睡眠酩酊を認めることあり）	ないことが多い	あり（睡眠時間が充足すればなし）
午睡による眠気の改善	ほとんどみられない（午睡は1時間以上になることが多い）	10〜15 分程度の午睡で眠気が改善することが多い	ある程度改善することが多い
夜間の睡眠時間 PSG の特徴	夜間睡眠が長時間（典型的には 12〜14 時間）であることが多い 睡眠効率が良い WASO が少ない	睡眠潜時が短い SOREMP がよく認められる 睡眠効率が悪い 覚醒反応が多い 正常な睡眠パターンの分断が認められる	夜間睡眠が短い（十分な睡眠時間を確保すると日中の症状が改善する） 睡眠効率が良い レム・ノンレム睡眠段階の分布は正常
SOREMP	前夜の PSG を含め，MSLT で1 回以下	前夜の PSG を含め，MSLT で2 回以上	あることも，ないこともある
MSLT の特徴	平均入眠潜時は 8 分未満だが，ナルコレプシーよりは長い	平均入眠潜時は 8 分未満（5 分以下のことが多い）	MSLT の回数を重ねるごとに潜時が延長することが多い

日と休日の夜間睡眠時間のギャップがないか（起床時刻が休日に後ろ倒しになっていないか），睡眠衛生・環境に問題がないかを確認し，必要に応じて適切に指導を行うべきである．治療法はまだ確立されていないが，日中の強い眠気に対してナルコレプシーに使用されるモダフィニルを対症的に処方することがあり，ある程度有効であるという報告もある[4]．しかし，モダフィニルは特発性過眠症に対しては保険適用外である点については注意を要する．薬物療法が効きにくく症状が劇的に改善する治療がない現状では，夜間睡眠を十分にとるよう指導することが重要となる．

文　献

1) Takegami M, Suzukamo Y, Wakita T, et al.：Development of a Japanese version of the Epworth Sleepiness Scale（JESS）based on item response theory. Sleep Med 10：556-565, 2009
2) American Academy of Sleep Medicine：International Classification of Sleep Disordes 3rd ed. American Academy of Sleep Medicine, Darien, IL, pp161-166, 2014
3) Anderson KN, Pilsworth S, Sharples LD, et al.：Idiopathic hypersomnia：a study of 77 cases. Sleep 30：1274-1281, 2007
4) Mayer G, Benes H, Young P, et al.：Modafinil in the treatment of idiopathic hypersomnia without long sleep time—a randomized, double-blind, placebo-controlled study. J Sleep Res 24：74-81, 2015

（都留あゆみ，亀井雄一）

第Ⅲ章・F　中枢性過眠症群

遷延型のクライネ-レビン症候群

● 症例㉓ ●
▶初診時40歳台，女性
▶眠くて動けない時期を繰り返している

既往歴・家族歴　X＋3年偏頭痛，X＋6年甲状腺機能低下症，ともに軽快．

現病歴　14歳より5日～2週間持続する過眠期が年に1～6回出現するようになった．過眠期は食事とトイレ以外はひたすら眠り続け，起きると自然と体が動き，元気に通学していた．地元心療内科や県立病院に通院し，うつ病に準じた治療をうけるも症状は改善せず．結婚出産後1年半は過眠期がなかったが再発．過眠期では覚醒中に疲労感が強く，子育ても家事にもまったく手がつけられず，自責的となり抑うつ状態が悪化するようになる．大学病院へ転医して反復性過眠症と診断され，炭酸リチウムを試みられるが無効．X年に睡眠医療専門機関を初診．

診察・検査所見　過眠期は1日15～20時間眠り続け，それが2～4週間持続．目はあいても茫然として思考が働かず，易疲労性を訴える．億劫で入浴もできず，人に会いたくないと発動性低下が目立つ状態．過眠期を抜けたあと2～3日は反跳性不眠がみられ，頭が「わさわさ」し，次々に考えが浮かんで疲労する状態．家人によれば「人が変わったよう」に動くとのこと※1．特徴的な臨床経過から反復性過眠症（クライネ-レビン症候群, Kleine-Levin syndrome：KLS）と診断した．
　間欠期の脳波記録では基礎律動が10 Hzで異常所見なしであるが，過眠期には覚醒時の基礎律動が徐波化し（8 Hz程度），軽度意識障害を示唆するdiffuse slow alphaを認めた．

経過　KLSには確立された薬物療法はなく，中枢神経刺激薬/賦活薬（ペモリン，メクロフェノキサート），抗うつ薬（ミアンセリン），抗精神病薬（レボメプロマジン），抗インフルエンザ薬（アマンタジン）の前兆期使用など，さまざまな試みを行ったが，年2～4回の過眠期出現は予防できず．経過中に過眠と意欲発動性低下期間が1～1.5ヵ月と延長※2，「子育てが限界，離婚しなければ」と悲観・抑うつ的となった．過眠期を抜ける移行期には，反跳性不眠，不安，過活動も認められた．バルプロ酸を試みると過眠期持続が20日程度に短縮し，一定の効果はみられたが，肝機能障害で中止となる．その後過眠期が平均2.5ヵ月に延長，本人受診も困難で夫が代理受診する状況となった．ラモトリギンを開始したところ，過眠期は出現するが持続が1～1.5ヵ月に短縮．さらに息子の大学進学に伴って子育ての心理的負担が軽減．過眠期は「何もしたくない，外出もしたくないし，人に会いたくない」状態は同じであるが，抑うつ気分なく楽に過ごせ，布団から出て着替え，ソファで横になれるようになる．生活安定化とさらなる薬物調整（ラモトリギン増量・クロナゼパム追加）に伴い，気分と意欲面での落ち込みが減り，約3年前から週2回の介護の仕事を継続．最近は過眠期の重症度が軽くなり，持続も平均10日と短縮しており，仕事も日程調整して1回休むだけで乗り越えられることが増えている（図）．

最終診断　クライネ-レビン症候群
最終処方　ラモトリギン（100 mg）2錠 2x 朝夕食後，クロナゼパム（0.5 mg）1錠 1x 就寝前

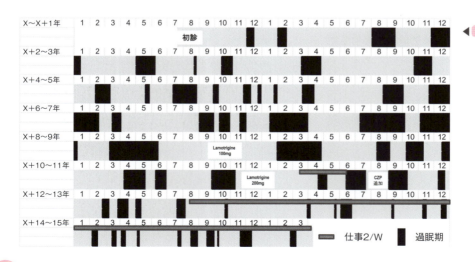

◀ 図　初診後15年間の過眠期の分布（計59回）

ここが着眼点！

※1 ▶ クライネ-レビン症候群は，過眠期と間欠期への移行の際に多彩な身体・精神症状を随伴する.

※2 ▶ クライネ-レビン症候群には，予後良好な典型例のほかに，遷延難治性の亜型が存在. 心理学的要因がかかわる.

解説

クライネ-レビン症候群（KLS）は非常にまれな疾患で，有病率は100万人に1〜2人と推定されている. 過眠病相期には寝たきりで動けないため，日常生活・社会生活に深刻な障害をもたらす場合が多い. フランスで全国的な症例集積・精査体制がとられ，多数例の検討からさまざまな特徴が明らかにされ，ICSD-3の具体的記述となっている. 思春期発症で，男女比は2：1，病相期の持続は平均10日（2日〜5週間），頻度は1〜12ヵ月ごと，経過は中央値14年で自然消褪すると典型例が記述される. これは1965年に自験例28人を含む63例を解析した高橋康郎による日本人での報告とほぼ一致する.

この病名は，クライネが提唱した「周期性傾眠症」の中に，病的空腹感と過食を伴う一群があることをレビンが指摘したのにちなむ. ICSD-2までは反復性過眠症と総称され，過眠期に過食を伴う亜型をKLSと呼んでいたが，ICSD-3から総称がKLSに変更されている. KLSには多彩な随伴症状があり，大部分の患者は過眠期には知覚変容（現実感喪失）を訴え，男性では半数に性欲亢進が，女性では半数に抑うつが合併するとされる. 過眠期に認知機能不全，知覚変容，摂食障害，脱抑制行動のうち1つ以上があることがICSD-3の診断基準となっている.

本症例を含め，少なくとも日本では過眠期の病相が遷延する難治症例が一定割合で存在する. 筆者の経験した遷延型の4例はいずれも女性で，80歳まで病相が継続している例もあった. 典型例とは経過が明確に異なり，KLSの亜型をなすものと考えられる.

本症例は過眠期に甘味嗜好が高まる傾向はあるものの，饅頭1個で満足するため，病的過食を伴うタイプではない. 発病当初は速やかに間欠期に移行していたが，経過に伴って病状が変化し2〜3日続く回復期における反跳性不眠と過活動が目立った. また丁度回復期に来院した際には，冴えた発言が印象的であった. ラモトリギンやバルプロ酸の有効性からも，双極性障害様の気分変動が基盤にある症例といえよう.

現在，病相期は継続するものの，社会適応の良い状態が続いている. その原因として生活面・心理面の影響も大きい. 過眠期発症の契機として，かねて感染症が注目されてきたが，高橋によればそれは50％程度であり，最大の発症契機（68％）は心身疲労とされる. 本症例も子どもの養育や家事ができず夫に申し訳ないという思いが強かった時期は，自責的抑うつ的になりがちで，病相遷延化傾向がみられたが，息子が大学生から社会人となって自立し，夫が定年後に病気の義兄を手伝うため家を離れてから，家事の心理的負担が減り，ゆとりをもって病気と付き合えると語っている.

参考文献

1) 米国睡眠医学会 著，日本睡眠学会診断分類委員会 監訳：睡眠障害国際分類第3版，ライフ・サイエンス，東京，2018
2) 高橋康郎：周期性傾眠症の臨床的研究. 精神経学雑誌67：853-889，1965

（本多　真）

第Ⅲ章・G　中枢性過眠症群

睡眠不足症候群は国際的に認知されている疾患名

● 症例㉔ ●
▶ 14歳，女児
▶ 授業中の居眠り

既往歴・家族歴　特記事項なし．現在服薬なし．

現病歴　中学1年の秋に初めて授業中に寝て，2年の夏休み前から悪化．現在は週に4～5つの授業で知らないうちに寝てしまう．学業成績も低下してきた．特定の授業で寝るわけではなく，寝てしまう時刻も一定しない．試験中の居眠りはない．

授業中の居眠りについてスクールカウンセラーから近医が相談を受けた．身体所見に異常は認めなかったが，起立性調節障害にあてはまる症状もあったため，メトリジン®を処方するも効なく，睡眠関連疾患を疑い，筆者外来に紹介された．

診察　身体所見に特記すべき異常なし．肥満なし．

受診時に本人から伺った日常生活　起床6時，朝食後6時40分に家を出て徒歩で6時50分学校到着，吹奏楽部の朝連．帰宅し夕飯後週4回は19～22時塾．就寝は塾のない日は22時30分，ある日は23時．寝つきはいい．土曜は起床8時で9時から部活．大会前は日曜も部活．休日の起床は11～12時．

初診時に保護者から伺った事項　小学校5年の12月から中学受験のため通塾開始．このころから，以前は10時間ほどあった睡眠時間が8.5時間程度になった．中学入学後提出物の出し忘れが極端に目立つようになった．

初回外来時の指示　平日で7～7.5時間の睡眠時間は確保されていた[※1]．またカタプレキシーを思わせる症状もなかっ

た．しかし**休日の起床時刻遅れと授業中の居眠り**[※2]という過眠症状があるため，ナルコレプシーを鑑別する必要があり，次回受診時に脳波検査を予約した．さらに睡眠不足症候群の疑いもあるため，睡眠表の記載と睡眠時間確保を提案した．

1ヵ月後の外来　脳波では覚醒からN2までが記録でき，入眠時レム睡眠は認めなかった．22時30分就床，7時起床を心がけている．この時点では塾からの帰宅が22時であったが，塾終了を早める予定とのことだった．なお朝連のためには6時に起床しなければならないので，朝連の前日には21時就床を心がけている．これらの結果授業中の居眠りは減った．なお休日の朝寝坊は2～3時間ある．

2ヵ月後の外来　塾終了が19時となり，塾のある日でも22時就床ができるようになった．授業中の居眠りはほとんどなくなった．以上の経過から睡眠不足症候群（表）と診断した．授業中の居眠りが再現したり，休日の起床時刻が遅くなった際には，再診することをお勧めして，外来終了とした．その後近医の電話での聞き取りに対し，睡眠時間を確保することで授業中の居眠りはないものの，今後の高校受験などを鑑みて，睡眠時間を減らす方策はないものかという質問があったという．睡眠時間確保が難しい時代であることを改めて感じた．

最終診断　睡眠不足症候群

▼　**表**　睡眠不足症候群の診断基準（基準A～Fを満たす）[1]

基準A～Fが満たされなければならない．
A．耐えがたい睡眠要求や日中に眠り込んでしまうことが毎日ある．思春期前の小児では，眠気の結果として生じる行動異常を訴える．
B．本人もしくは親族から得られる睡眠履歴，睡眠日誌あるいはアクチグラフ検査によって確かめられた患者の睡眠時間が，その年齢相応の標準値よりも通常短い．
C．短縮された睡眠パターンは，少なくとも3ヵ月間，ほとんど毎日認められる．
D．患者は目覚まし時計や他人に起こされるといった手段で睡眠時間を短くしており，週末や休暇中など，こうした手段を使わないと，ほとんどの場合より長く眠る．
E．総睡眠時間を延長させると，眠気の症状が解消する．
F．本疾患の症状は，他の未治療の睡眠障害，薬物または物質の影響，その他の身体疾患，神経疾患，精神疾患ではよく説明できない．

(American Academy of Sleep medicine 著，日本睡眠学会診断分類委員会訳：睡眠不足症候群．睡眠障害国際分類第3版．ライフ・サイエンス，東京，p130，2018)

❌ ここが**着眼点！**

[※1]▶　必要な睡眠時間には個人差が大きい．

[※2]▶　授業中の居眠り，寝つきのよさ，休日の朝寝坊は睡眠不足症候群を疑うきっかけとなる症状．

◉ 解 説 ◉

1. 診断と対応

　患児の睡眠時間は平日 7〜7.5 時間であった．これは本邦の中学 2 年生（14 歳）の平均睡眠時間 7 時間 25 分[2,3]と同等かやや少なめだ．寝る間を惜しんでの努力を是とする現代日本の異常な状況では，この値から睡眠不足を指摘することは難しいが，必要な睡眠時間には個人差が大きい[4]．実際患児は睡眠時間を増やして症状の改善をみた．ICSD-3[1]の「客観的所見」の項には「睡眠エピソードを延長する治療的な試みによって症状が消失すれば，睡眠不足症候群と診断される」とある．さらに本症の基本的特徴として「①理学的検査では，患者の眠気は医学的に説明できない．②睡眠パターンの詳細な履歴を確認すると，睡眠の必要量と実際に得られている睡眠量の間にかなりの差異があることが判明する．この差異の重要性を患者は正しく理解していないことが多い．③平日の夜に比べて，週末の夜または休暇中に著しく睡眠時間が延長する．④主要な睡眠エピソードの時間をより長くする治療的試みをすると，症状が好転する．⑤生理学的な睡眠必要量が 7〜8 時間を著しく超える人では，"平均的な"睡眠量（たとえば一晩 7 時間）は，実際には，不十分となる．」とある[1]．また随伴特徴としては，「この病態をもつ患者は，睡眠不足の慢性化やその程度によって，怒りっぽさ，集中力や注意力の欠如，覚醒状態の低下，注意散漫，意欲低下，エネルギー欠如，不機嫌，疲労，落ち着きのなさ，協調運動不全，全身倦怠感を示すことがある」，さらに発症・経過・合併症として「この病態は，日中の眠気の増加，集中力の障害，活力減退，全身倦怠感をもたらす．もし悪習慣を続けると，睡眠不足症候群はうつ病やほかの心理的障害を生じやすくする場合があり，また職場の作業遂行能力が低下し，家族や社会的活動から引きこもるようにもなりうる．中枢神経刺激薬の濫用も生じうる．交通事故や職場での怪我が生じる場合もある」との記載もある．

　24 時間社会となった現代社会では，就床時刻が遅れ，睡眠時間短縮をもたらし，その結果容易に本症に陥りうる．思春期には生物学的な睡眠要求が高く，入眠遅延に対する社会的圧力も高いので，本症はこの時期に認めることが多い．対策としては諸症状が軽減する睡眠時間を確保することとなるが，現実には対応困難なことも多い．

2. 睡眠表（睡眠日誌）

　形式は自由だが，1 行を 24 時間として記載することで，長期の変化を観察したい．患者本人が毎日記載することで気づき，考え，行動変容を促す手段（認知行動療法）となると有用性はさらに高まる．

3. 起立性調節障害

　睡眠不足症候群の代表的な症状は眠気だが，これに加えて平日に比し休日の睡眠時間が長いこと，朝起きることができないこともしばしば患者の訴えとなる．起立性調節障害診断アルゴリズム[5]にも「朝なかなか起きられず午前中調子が悪い」とある．起立性調節障害と診断される患者の中には睡眠不足症候群の患者もいよう．

　現在「眠れない」，「起きられない」患者さんを拝見した際，筆者は象の鼻を触って「睡眠不足症候群」と考え，起立性調節障害を専門になさっている先生は象の耳を触り，慢性疲労症候群を研究なさっている先生は象の足を触っているのではないかと，感じている．さまざまな情報を謙虚に受け入れ，朝起きることができず，夜眠れずに苦しんでいる患者さんの問題の本質を見極めたい．

文 献

1) American Academy of Sleep Medicine：International classification of sleep disorders, 3rd ed. American Academy of Sleep Medicine, Darien, IL, 2014
2) 日本学校保健会：平成 26 年度児童生徒の健康状態サーベイランス事業報告書. 公益財団法人日本学校保健会, 東京, 2016
3) Kohyama J：Self-Reported Academic Performance and Lifestyle Habits of School Children in Japan. Int J Child Health Nutrit 6：90-97, 2017
4) 神山　潤：睡眠の生理と臨床 改訂第 3 版. 診断と治療社, 東京, 2014
5) 日本小児心身医学会 編：小児起立性調節障害診断・治療ガイドライン. 小児心身医学会ガイドライン集 改訂第 2 版. 東京, 南江堂, pp26-85, 2015

（神山　潤）

第Ⅲ章・H 中枢性過眠症群

日中に眠い→睡眠時無呼吸症候群とナルコレプシー以外に考えられるのは？

● 症例㉕ ●
▶20 歳台，男性
▶日中に眠い，仕事中に居眠りをしてしまう

既往歴・家族歴 特記なし．

現病歴 大手メーカー勤務．事務的な仕事に従事していたが，X−2 年に営業部に異動．身体を動かしている時間が多くなり，残業も増え，仕事終わりに感じる疲労が強くなった．帰宅時刻が遅くなって平日の睡眠時間がそれまでよりも約 1 時間短くなり（6 時間→5 時間），代わりに休日に遅くまで寝るようになった．徐々に日中に眠気が出現し，デスクワークや会議中などに居眠りをするようになった．X−1 年，商談の最中に居眠りをしてしまい，上司からの指示で医療機関を受診．睡眠時無呼吸症候群が疑われポリソムノグラフィー検査を受けたが異常は認められず，ナルコレプシーの疑いでモダフィニルが処方された．しかしあまり効果がなく，頭痛がするようにもなったため，2 ヵ月ほどで通院・服薬を自己中断．その後も日中の眠気は持続し，仕事中に居眠りをすることが続いた．そのため産業医からの紹介で，X 年に当院受診．

診察・検査所見 睡眠日誌を持参（産業医に勧められて記録を開始）．睡眠日誌および問診から把握した 1 日の過ごし方：『勤務時間は 8 時 30 分〜17 時 30 分までだが，毎日残業があり，仕事が終わるのは 20〜21 時．帰宅するのは 22 時ごろで，食事や入浴，家事などは 0 時までに終わるが，それからスマートフォンでネットサーフィンやゲームをして，就床は 2 時．入眠困難，中途覚醒なし．目覚まし時計を 7 時にセットしているが，熟睡感はあるものの目覚めが悪く，なかなか布団から出ることができない．実際に離床するのは 7 時 30 分．休前日は平日よりも 1 時間遅く 3 時に就床・入眠し，休日は正午〜14 時ごろまで寝ている．そのため休日は平日よりも睡眠時間が 5 時間ほど多い．休日には平日のような眠気を感じることはなく，居眠りをすることもない[※1]』．

ESS は 24 点満点中 14 点で，カットオフポイントである 10 点を上回っており，“過度な眠気あり”の判定．情動脱力発作などのレム睡眠関連症状は認めず．

睡眠不足症候群が疑われたが，本人に睡眠不足の認識はなかった．

経過 平日の就床時刻を 2 時から 1 時に早め，睡眠時間を 1 時間増やして以前と同様の 6 時間睡眠にすること，休前日も夜更かしをせずに平日と同じ時刻に就床すること，などの睡眠衛生指導を行った．それにより 4 週間後の再診時には，日中の眠気は軽快して仕事中に居眠りをすることはなくなり，休日も 9 時までには起床できるようになっていた．今後も現在の睡眠・覚醒リズムを維持するように説明し，終診とした．

最終診断 睡眠不足症候群

最終処方 なし

🔍 **ここが着眼点！**

※1▶ ①日中に眠気，②休日の睡眠時間が長い（休日の睡眠時間が平日の睡眠時間よりも 2 時間以上長い），③休日のように十分な睡眠時間をとった日には日中に眠気はない． → 睡眠不足症候群

◉ 解 説 ◉ 眠気を訴える患者の問診では，生活スタイルの詳細な把握を！

夜更かし型の生活スタイルの一般化，人手不足による労働時間の増加，共働きや核家族化による夜間の家事・育児時間の増加などのため，本邦では国民全体で睡眠時間の短縮化が進行しており，誰もが少なからず睡眠不足に陥っている可能性がある．慢性的に不顕性の睡眠不足がある状態で，

さらに睡眠時間が減るような状況・環境の変化があったり，あるいは睡眠時間がより多く必要となるような日中活動量の増加があったりすると，日中に眠くなる，居眠りをしてしまう，という形で症状が顕在化する．

症状が顕在化した場合，睡眠不足の自覚があれ

第Ⅲ章・H：中枢性過眠症群

ば睡眠時間を増やす必要があるとの発想に至るが、実際には実行しない/できない人も多い。趣味や余暇の時間を削ってまで睡眠時間を延ばそうとは思わない/仕事や家事・育児の時間を減らすことができない、などがその主な理由である。しかし日中に居眠りをしてしまうほどの睡眠不足が長期間続くと、さまざまな身体疾患、精神疾患の発症リスクが高まることが明らかとなっており、本来的にはただちに必要な睡眠時間を確保することが望ましい。

一方で症状が顕在化しても、睡眠が不足しているとの認識に至らない人も多い。この理由の1つとして、やはり社会全体の睡眠時間の短縮化が大きく影響していると考えられる。「世間の人も、周りの人も、自分と同じような生活スタイルを送っている」という感覚でいると、自分に本来必要な睡眠時間を確保できているのかという視点を見失いやすい。

ここで"本来必要な睡眠時間"が何時間なのかが問題となるが、適正な睡眠時間に基準値や正常値といったものは存在しない。「睡眠時間は人それぞれ、日中の眠気で困らなければ十分」[1]というのが答えになる。目安としては、休日にいわゆる寝だめをしなければならない場合で、休日と平日の睡眠時間の差が2時間以上あると、平日の睡眠が不足していると判断する。なお必要な睡眠時間は人それぞれであるし、個人でもその時々で変わってくる。本症例でも以前と同じ6時間睡眠をとるようになった後、眠気は居眠りをしない程度にまで軽減はしたが、消失はしなかった。これは以前とは仕事内容が変わり、日中の活動量が増加したために、6時間以上の睡眠が必要な状況になったためと考えられた。睡眠時間をもう少し増やすと眠気の消失が期待できることを説明したが、これ以上趣味の時間を削りたくないとのことで、実行されなかった。

治療は、十分な睡眠時間の確保である。目安としては、眠気が日中活動に支障がない程度に軽減するまで、また休日と平日の睡眠時間の差が2時間以内になるまで、平日の睡眠時間を増やす。ただ現実的には、先述したように睡眠時間を増やさない/増やせないケースも多い。医療的な対応だけでは限界があるため、今後社会全体として、睡眠の重要性を認識し、1人1人が必要な睡眠時間を確保できるように取り組んでいく必要がある。睡眠不足に対してナルコレプシーに用いられる中枢神経賦活薬を用いると、睡眠不足で疲弊している脳を無理に働かせることになり、精神機能のさらなる悪化が引き起こされる危険性があるため、使用は慎むべきである。そのような事態を避けるためにも、問診では生活スタイルを詳細に尋ね、また睡眠日誌を記録してもらうなどし、睡眠不足があればそれを確実に拾い上げることがきわめて重要である。

文　献

1) 厚生労働省健康局：健康づくりのための睡眠指針2014．厚生労働省健康局，東京，2014

（河野公範）

第Ⅲ章・Ⅰ　中枢性過眠症群

ナルコレプシーと診断され，投薬されていた睡眠不足症候群の中学生

● 症例㉖ ●
▶13 歳，男児
▶授業中，試験中の居眠り

既往歴・家族歴　特記事項なし．モダフィニル 2 錠投与中．

現病歴　小学校 5〜6 年の頃から授業中の居眠りを注意されはじめ，中学に入りその指摘が増え，テスト中にも寝てしまったとのことで前医（某睡眠専門施設）を受診．「テスト中にも寝てしまった」から日常生活に支障をきたす過眠があると判断され，MSLT が施行され，4 回中 4 回とも睡眠潜時は 5 分以内で，入眠時レム睡眠も 2 回認めた．そこで髄液中オレキシン低下はないものの，ナルコレプシーとしてモダフィニルを開始，2 錠投与でも症状改善を認めず筆者の施設に紹介された．

初回受診時　身体所見，神経学的所見に異常は認めなかった．その時期の生活は 6 時 30 分から両親で起こし始めるが離床は 7 時 30 分，朝食を摂り，7 時 50 分には家を出て学校まで 10 分の徒歩通学．最近 1 ヵ月の遅刻は 5 回．給食は完食，ほぼ連日 17 時 30 分までバスケット部の活動がある．塾は週 2 回 18〜19 時 30 分．塾のない日の帰宅後はスマホ操作．夕食は 20 時，0 時就床で寝つきはよく，中途覚醒はない．カタプレキシーを思わせる症状には気づかれていない．休前日の就床時刻は 0〜1 時，休日の起床時刻は 12 時．

初回外来時の指示　過眠症状はあるものの，カタプレキシーを思わせる症状はない．平日の睡眠時間は 7.5 時間確保されているものの，休日の起床時刻の遅れがある．さらに**MSLT 実施前に十分な睡眠時間確保がなされた様子がなく，睡眠不足症候群の除外が必要と考え，睡眠表の記載と睡眠時間確保を指示した**[※1]．

4 週間後の外来　19 時以降のスマホ操作を止め，22 時就床が可能となり，7 時 15 分に起こすとすぐに起床できるようになっていた．授業中の居眠りは減少，モダフィニルを直近 1 週間は自主的に 1 錠に減らしていた．

8 週間後の外来　就床 22 時，起床 7 時，休日の起床時刻も 8 時前後になり，直近 1 ヵ月の授業中の居眠りは 2 回のみになっていた．また朝も自分から起きるようになったとのことであった．そこでモダフィニルは中止としたが，中止 1 ヵ月後の外来でも授業中の居眠りはなく，9 時間以上寝ていれば学校でも寝ないですむとの本人の発言もあった．ただし休日の起床時刻の多少の遅れはあるという．

最終診断　経過から睡眠不足症候群と診断した．

▼　表　National Sleep Foundation 推奨の年齢別睡眠時間

		おそらくは適切な睡眠時間の下限（時間）	推奨される睡眠時間（時間）	おそらくは適切な睡眠時間の上限（時間）
新生児	0〜3 ヵ月	11〜13	14〜17	18〜20
乳児	4〜12 ヵ月	10〜11	12〜15	16〜18
幼児	1〜3 歳	9〜10	11〜14	15〜16
就学前	3〜5 歳	8〜9	10〜13	14
児童	6〜13 歳	7〜8	9〜11	12
10 代	14〜17 歳	7	8〜10	11
若年者	18〜25 歳	6	7〜9	10〜11
成人	26〜64 歳	6	7〜9	10
高齢者	65 歳以上	5〜6	7〜8	9

(Hirshkowitz M, et al.：Sleep Health1：40-43,2015[1]）より引用）

⊗ ここが着眼点！

※1▶　MSLT 実施にあたっては前提条件に十分に注意したい．
※2▶　必要な睡眠時間は想像以上に長い．

● 解　説 ●

1. MSLT

日中の眠気，つまりは「眠りやすさ」の程度を定量評価する検査である．日中の眠気の強さは，主観的にはエプワース眠気尺度，また客観的には

MSLTや覚醒維持検査（maintenance of wakefulness test：MWT）で定量化できる．しかしこれらの尺度は必ずしも相互に関連せず，適切な臨床的判断のもとに使用しなければならない．

　MSLTはAASMの実践指針に定められた標準的な手順[2]に従って行われるべきである．とりわけMSLT前の1週間，特に前夜は，患者にできるだけたくさん眠るよう促すべきである．睡眠覚醒相後退症の患者では，起床時刻と引き続くMSLT開始時刻を遅らせることが適切な場合もある．MSLT前の1〜2週間，可能な限りアクチグラフとともに睡眠日誌を記録し，十分な睡眠がとれていることを確認することが強く推奨される．

　一般的にはMSLTの前夜には被検者の通常の睡眠時間帯にあわせた終夜PSGを行う．そして終夜検査終了後，被検者には日中に2時間間隔で4回以上静かな記録室で眼を閉じて横になってもらう．入眠が確認されれば被検者を覚醒させ，その時点までの時間を入眠潜時とする．測定開始後20分しても入眠しない場合にはその時点でその回の測定は中止とする．平均入眠潜時は健康成人では通常10分以上である．5分以内の場合には病的に強い眠気があると判断し，5〜10分の場合は境界域と判定する．なおMWTでは暗室で半臥位の姿勢で起きているように指示されるので，「起きている能力」の定量評価となる．

　なおMSLTは睡眠不足と概日リズムの影響を受けやすい．この検査が8〜18時の時間帯外に行われる場合，睡眠潜時の正常範囲と異常範囲は確立されていない．さらに6歳未満の小児での基準値は得られていない．

　注意すべきはMSLT実施の前提条件である．睡眠不足の状態のままでMSLTを受ければ当然「眠りやすさ」は過大に評価されてしまう．「十分な睡眠がとれていることの実証」は実は相当に困難な前提条件であることは否めない．

2. 睡眠不足の自覚（表）

　現代日本では患者さんが睡眠不足との自覚を持つことは甚だ困難だ[※2]．また，たとえ自覚を持ったとしても，その解決を自らの睡眠時間延長で成し遂げることを良しとされない方も少なくない．「寝る間を惜しんで仕事をする」ことが当然視されている現代日本においては，睡眠不足症候群に悩む潜在患者さんが相当数いるのではないかと危惧する．実際筆者の睡眠外来では，20歳以下の患者さんにおける最多診断名は睡眠不足症候群であった[3]．

　過眠症状を主訴にいくつかの睡眠専門施設を経て，筆者の外来を受診されたCPAP使用中の高齢者に睡眠不足を指摘したところ「4〜5時間も寝れば十分と思っていた」「寝不足などとは思いもよらなかった」と発言された．この方は他院ではモダフィニルを処方されていた時期もあり，適切な診断と加療の困難さを改めて感じた．

3. 睡眠不足と脳機能

　睡眠不足では太るが，そのメカニズムの背景に前頭葉機能低下があり，睡眠不足では正常で理性的な判断を行い難くなり，このために食欲が理性に勝って摂取量が増し太るという考え方[4]がある．また睡眠不足で前頭前野機能が低下[5]した状態では，睡眠をとって前頭前野機能を回復させようという健常な判断も行いがたくなり，目の前の作業を早く終わらせねばという非理性的な判断が優先されてしまうこととなる．つまりひとたび睡眠不足に陥ると，その非理性的な状態からの脱出は難しくなる可能性が相当に高まることは知っておきたい．

文　献

1) Hirshkowitz M, Whiton K, Albert SM, et al.：National Sleep Foundation's sleep time duration recommendations：methodology and results summary. Sleep Health1（1）：40-43, 2015
2) Standards of Practice Committee of the American Academy of Sleep Medicine：Practice parameters for clinical use of the multiple sleep latency test and the maintenance of wakefulness test. Sleep 28（1）：113-121, 2005
3) Kohyama J, Anzai Y, Ono M, et al.：Insufficient sleep syndrome：An unrecognized but important clinical entity. Ped Int 60（4）：372-375, 2018
4) Greer SM, Goldstein AN, Walker MP：The impact of sleep deprivation on food desire in the human brain. Nat Commun 4：2259, 2013
5) Ma N, Dinges DF, Basner M, et al.：How acute total sleep loss affects the attending brain：a meta-analysis of neuroimaging studies. Sleep 38：233-240, 2015
6) 神山　潤：ナルコレプシー．小児科58（8）：753-760, 2017

（神山　潤）

第Ⅲ章・J 中枢性過眠症群

残業による睡眠不足が引き起こす過剰な日中の眠気

● 症例㉗ ●
- 30 歳台，男性，大手企業中間管理職
- 完璧主義，几帳面
- 日中の眠気，居眠り

既往歴 健康診断で尿酸値と中性脂肪高値，経過観察中．
家族歴 両親と妹と同居し未婚．
嗜好品 アルコール 機会飲酒で少量，たばこ 吸わない．
現病歴 学生時代は日中の眠気はなし．2 年前から仕事が忙しくなり残業が多くなった．このころより主訴が出現した．平日は残業が多く，就寝時刻が 1 時半過ぎで，睡眠時間が 5～6 時間であった．仕事がない休日は目覚ましもかけないため，睡眠時間は 8～10 時間で昼ごろまで眠る．会議時にはかなりの確率で居眠りを生じ，上司から何回も注意を受けた．昼休みはできる限り昼寝をとっている．X 年，上司が代わり，上司が居眠りの問題を会社の産業医に相談し，その紹介で過眠症の精査で受診した．受診時の日本版 ESS は 18 点．診察時には，不安や抑うつは目立たない．ナルコレプシーを疑わせる情動脱力発作，入眠時幻覚などはない．また，睡眠中のいびき，むずむず感はない．睡眠日誌では，平日の睡眠の短さ(5 時間台)とそれを補う形での休日の長時間睡眠が目立った(図)．

検査所見 初診時から 2 ヵ月後に PSG 検査と翌日の昼間 5 回の MSLT を受けた．PSG 検査上は，総睡眠時間 362 分，入眠潜時 6.5 分，REM 睡眠潜時 110 分，睡眠効率 96.5％と検査後は「よく眠れた」と感想を述べていた．睡眠段階もバランス良く出現し，問題はなかった．無呼吸低呼吸指数は 7.7 回/時，四肢不随意運動指数も 0.6 回/時と問題ない範囲であった．翌日の朝 9 時から実施した MSLT 検査では 1 回目の入眠潜時 9 分，2 回目の入眠潜時 5.5 分，3 回目の入眠潜時 6 分，4 回目の入眠潜時 7 分，5 回目の入眠潜時 6.5 分で平均入眠潜時は 6.8 分と 8 分未満の入眠潜時であった．SOREMS は認められなかった．

診断 睡眠不足症候群，社会的な時差ぼけも認められた．
経過 睡眠日誌を継続的に記入してもらい，月 1 回の外来受診時に平日の短時間睡眠の問題について話し合った．現在の社会的時差ぼけ状態は，メタボリック症候群(健康診断で尿酸値と中性脂肪高値で経過観察中)を引き起こしやすいことを説明した[※1]．本人には，平日の睡眠時間を 6～7 時間と

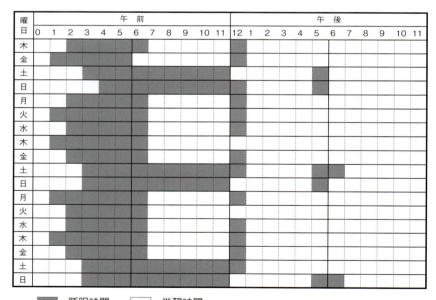

▲ 図 睡眠不足症候群の睡眠日誌
縦軸は日数の経過を曜日で示し，横軸は午前 0 時～午後 12 時までの時刻を示す．図の黒色部分は睡眠，白色部分は覚醒を示す．

し，職場を 22 時には出て帰宅すること，週 2 回ほどの軽い運動（ウォーキング）の実施を勧めた．休日は，入眠時刻を平日より遅くしないこと，目覚ましで 8 時間台の睡眠（特に遅寝遅起きの禁止）を指導した．本人には，仕事優先で平日の睡眠は削っても休日の睡眠で補えるといった誤った睡眠認識が強くあったため，それで仕事上の成功も収めてきたことは認めつつ，睡眠衛生に関する「睡眠不足はいつでも寝だめで解消できる」という認識の是正に努めた※2．6 ヵ月間の繰り返しの睡眠日誌を用いた睡眠認識の是正による治療後，平日は 0 時前に就床し，6.5 時間以上の睡眠の確保，休日は平日と同じ時刻に就床し，8 時間ぐらいのやや多めの睡眠に改善できた．徐々に昼間の眠気が軽減し，最近の診察時の日本版 ESS は 7 点まで低下した．この間には薬物治療は行わなかった．

ここが着眼点！

- ※1▶ 社会的時差ぼけは，糖尿病，高血圧，心臓病などのメタボリック症候群を悪化させるため，この睡眠パターンのライフスタイルの是正が重要である[1]．
- ※2▶ 平日の睡眠不足による睡眠負債を，休日の寝だめ（長時間睡眠）で簡単に解消できるという，日本人に多い誤った認識の是正がキーポイントになった．

◉ 解 説 ◉

　日本人の 20 代，30 代の働き盛りの年代は，NHK の国民生活時間調査でも睡眠時間が 6 時間台と短く，睡眠不足症候群は残業の多い日本人の国民病の感がある．睡眠不足症候群の診断においては，睡眠日誌や正確さを期すためにアクチグラフによる睡眠覚醒パターンの記録が有効である[2]．本症例も，睡眠日誌による平日の短時間（5 時間台）と慢性的な睡眠不足は，ICSD-3 の睡眠不足症候群の診断基準 A と B を満たし，眠気が会社の上司から指摘されるほど社会生活に支障をきたしていた．また目覚ましを使って起きない休日には，これらの眠気の症状は改善し，診断基準の C と D も満たしている[3]．上記の所見から，睡眠不足症候群による過眠症と診断した．さらに，正式な診断名ではないが，社会的時差ぼけの問題が睡眠日誌から確認された．この社会的時差ぼけは，休日の睡眠時間帯の中点が平日のそれに比べ 2 時間以上遅れて，平日の睡眠不足による睡眠負債を休日の遅寝遅起きの長時間睡眠で解消しようとする，日本にいながら時差障害が生じている状態である．また PSG 検査と MSLT 検査の検査日には，睡眠時間の延長が眠気の改善（診断基準 E）をもたらし，他の睡眠障害の問題のないこと（診断基準 F）を確認した．この障害の診断には PSG 検査は必須なものではないが，過眠を呈する睡眠時無呼吸症候群，ナルコレプシー，むずむず脚症候群などの除外診断には必要である．過眠症の自覚的な眠気評価を日本版 ESS で行い，MSLT 検査で客観的な眠気を評価し，両者の眠気に乖離がないことを確認することも重要な点である．

文 献

1) Wittmann M, Dinich J, Merrow M, et al.：Social Jetlag：Misalignment of Biological and Social Time. Chronobiol Int 23：497-509, 2006
2) 内村直尚：睡眠不足症候群．井上雄一，林 光緒 編：眠気の科学—そのメカニズムと対応—．朝倉書店，東京，pp180-187，2011
3) American Academy of Sleep Medicine：International classification of sleep disorders：diagnostic and coding manual, 3rd ed. American Academy of Sleep Medicine, Darien IL, 2014

（高橋敏治）

第 IV 章

概日リズム睡眠・
覚醒障害群

IV

時間療法が有効であった睡眠・覚醒相後退障害

症例㉘
▶ 20歳台，女性
▶ 日中の眠気，寝つきが悪い，抑うつ気分，意欲低下

生活歴 幼少時，父母は共働き，おもに祖母に育てられた．

現病歴 小学生のころから，寝つきが悪く，朝に眠気を残した．X−1年3月，A大学工学部を卒業した．在学中，がんばって，なんとか遅刻をしなかった．同年4月，コンピュータ会社に就職したが，仕事が忙しかった．同年5月ころより，抑うつ気分，意欲低下，不眠が出現した．しかし，日内変動，早朝覚醒，自律神経症状はなかった．日中の居眠りで注意されたことがあった．同年8月から，夜10時までの残業が週3回もあった．日中の眠気が強かった．そのため，B精神科クリニックを受診したが，1回しか受診しなかった（詳細不明）．就寝時刻が後退し，午前3時～午前11時の睡眠となっていた．同年9月6日，C精神科クリニックを受診し，休職となった．抑うつ状態はなかなか改善せず，復職ができなかった．

仕事をはじめてから，物忘れ，ミスが多く，他人とのコミュニケーションが悪いため，AD/HDを疑い，発達相談センターへ相談に行った．はっきりした診断はついていない．

C精神科の処方：抗うつ薬(SNRI)ベンラファキシン(75 mg)1カプセル(夕食後)，非ベンゾジアゼピン系睡眠薬ゾルピデム(5 mg)1錠(就寝前)，チエノトリアゾロジアゼピン系睡眠薬ブロチゾラム(0.25 mg)1錠(不眠時頓用)，ベンゾジアゼピン系抗不安薬アルプラゾラム(0.4 mg)1錠(不安時頓用)．

X年10月30日，睡眠リズムが悪く，日中の眠気が強いため，C精神科クリニックより，精査の目的で当院を紹介され，初診した．

診察・検査所見 寝つきが悪く，日中の眠気がある．そのため，気分の落ち込みがある．人とのコミュニケーションがうまくいかず，自分の気持ちを話せない．飲酒，喫煙はしない．睡眠日誌では睡眠相の後退を認めた．

経過 睡眠相のずれに対する治療として，時間療法(chronotherapy)を実施した．毎日3時間ずつ就床時刻を後退させ，午前0時就床～午前7時起床となった．しかし，睡眠相がさらに後退したため，下記の処方を併用して，ふたたび，時間療法を実施した．今度は，午前0時就床～午前7時起床で固定し，睡眠相がふたたび後退することはなかった．

Rp) メラトニン受容体作動薬ラメルテオン(4 mg)1錠(22時)

最終診断 DSWPD

● 解 説 ●

1. 概要

体内時計について，大川[1]は，つぎのようにまとめている．ヒトを含む哺乳類の体内時計は視床下部の視交叉上核にある．体内時計は，睡眠前半における主観的夜の早い時間帯に数千ルクス以上の強い光を浴びると遅れ(位相後退反応)，睡眠後半の主観的朝に強い光を浴びると進む(位相前進反応)．

2. 診断

概日リズム睡眠・覚醒障害(circadian rhythm sleep-wake disorders)は，体内時計の調節障害のため正常な睡眠・覚醒パタンを保つことができない，もしくは交代勤務など睡眠時間帯を人為的にずらすことによって，種々の不眠および過眠症状や精神身体症状が生じる病態を指す[2]．そのなかのDSWPDでは，入眠・覚醒時刻が患者自身の希望時刻よりも(通常，2時間以上)遅れ，そのために不眠や仮眠が生じる[2]．

DSWPDに関するICSD-3の診断基準(2018)[3]は，表のとおりである．

また，鑑別診断としては，①ストレスや生活上の支障を伴わずに後退スケジュールを維持する青年期と若年成人を識別する必要があり，社会的要因と行動的要因が重要な役割を果たしていることに留意しなければならない．②原発性不眠症や続発性不眠症など，睡眠維持困難の他の原因と鑑別しなければならない，の2つを挙げている．

3. 治療

DSWPDの治療としては，睡眠衛生指導，時間療法，高照度光療法，メラトニン治療，ビタミンB_{12}療法，同調因子の強化がある[4]．

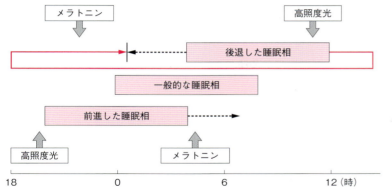

図 睡眠相の変位と各治療の施行タイミングの関係

時間療法（→）は, 就床時刻と起床時刻を1日おきに約3時間ずつ遅らせ, 望ましい時間帯に固定させる治療法である.
また, ⇨は睡眠相に対して行われる高照度光療法およびメラトニン療法である.
朝の高照度光照射および夜のメラトニン投与は概日位相を前進させ, 睡眠相後退型の後退した睡眠相を前進させる. 逆に, 夜の高照度光照射および朝のメラトニン投与は概日位相を後退させ, 睡眠相前進型の前進した睡眠相を後退させる.

(吉池卓也, 他：日本臨牀 71 (増5)：399-404, 2013[4])より改変)

表 睡眠・覚醒相後退障害の診断基準（基準A～Eを満たす）

A. 望ましいもしくは要求される入眠時刻および覚醒時刻と比べ, 主たる睡眠エピソードが著しく後退している. これは, 本人や養育者が, 望ましいもしくは要求される時刻に入眠および覚醒が困難であることを, 慢性的あるいは反復性に訴えることから明らかとなる.
B. 症状は少なくとも3ヵ月間は持続する.
C. 患者が自身のスケジュールを自由に選ぶことができる時には, 彼らの睡眠の質および持続は改善して年齢相応となり, 遅れた位相で24時間周期の睡眠・覚醒パターンを維持する.
D. 最低でも7日間（14日間が望ましい）の, 睡眠日誌と可能な限りアクチグラフ検査によるモニタリングによって, 習慣的な睡眠時間帯のタイミングの遅れが示される. このモニタリングには, 平日と休日の両方が含まれる必要がある.
E. 睡眠障害は, 現在知られているその他の睡眠障害, 身体疾患や神経疾患, 精神疾患, 薬物使用, あるいは物質使用障害ではよく説明できない.

(American Academy of Sleep Medicine 著, 日本睡眠学会診断分類委員会 訳：睡眠・覚醒相後退障害. 睡眠障害国際分類第3版. ライフ・サイエンス, 東京, p137, 2018)

睡眠衛生指導としては, 光環境の整備, カフェイン・ニコチン摂取を控えるなど, 指導する.

時間療法（図）は, 睡眠相が後退しやすいことを利用し, 就床時刻と起床時刻を1日おきに約3時間ずつ遅らせ望ましい時間帯に固定する治療法である. 有効性に関する比較臨床試験はなく, 経験上, 一定の効果を示しても元に戻る場合が多い. 社会的要因による二次性DSWPDは, これのみで有効なことがある.

高照度光療法については, 適切なタイミングで高照度光照射（2,500～10,000ルクス）を施行すれば, DSWPDに有効とされる. 午前6～9時に1～3時間照射するのが一般的である. 深部体温が最低点となる時刻より前に実施すると翌日の睡眠相は後退し, 逆に最低点の後では睡眠相は前進する.

メラトニン療法は, DSWPDへの有効性が確立されている. メラトニンは, 光とほぼ逆に位相反応特性を有し, 朝の投与は睡眠相を後退させる. 副作用としては, 血圧上昇, 頭痛, めまい, 嘔気などがある.

メラトニンは本邦では発売されておらず, メラトニン受容体アゴニストのラメルテオンが使用されている. ラメルテオンは, メラトニンに比較して概日リズム位相変位を引き起こす2型受容体（MT2）に対する親和性が3倍以上高いとされる.

ビタミンB_{12}療法は, 一部の患者に著効することは事実だが, 有用性は確認されていない.

同調因子の強化としては, 定時の食事, 覚醒を促すような刺激の強化は, 単一では効果が乏しいが, 根気強く行うべきとされる.

文献

1) 大川匡子：時間生物学の診断, 治療, 予防への応用. 時間生物学 12：9-16, 2006
2) 三島和夫：概日リズム睡眠-覚醒障害. 臨床精神医学 43：1005-1011, 2014
3) American Academy of Sleep Medicine 著, 日本睡眠学会診断分類委員会 訳：睡眠・覚醒相後退障害. 睡眠障害国際分類第3版. ライフ・サイエンス, 東京, p137, 2018
4) 吉池卓也, 亀井雄一：概日リズム睡眠障害―睡眠相後退型（睡眠相後退障害）, 睡眠相前進型（睡眠相前進障害）―. 日本臨牀 71 (増5)：399-404, 2013

（上埜高志, 菅野　道）

第IV章・B　概日リズム睡眠・覚醒障害群

若年者に多い，見逃されやすい睡眠・覚醒相後退障害

● 症例㉙ ●
▶ 20 歳台，男性
▶ 起床困難，入眠困難

既往歴　13 歳時に起立性低血圧と診断され内服加療をしていた.

家族歴　母親がうつ病で治療歴あり.

現病歴　幼少期より起床困難があり，小学生のころより毎日母親が起こさないと起きれず，度々学校に遅刻していた. 中学生時より夜更かしの傾向がみられ，就寝時刻は 0 時を過ぎることがあり，遅刻の頻度が増えていった. 高校卒業後は大学に進学し，このころより 2 時ごろに寝て，昼前に起きるようになった. 大学卒業後に IT 関連の企業に就職したが，起床困難により会社は遅刻や欠勤が続いた. 半年以上同様の状態が続いたため，会社上司の勧めにより睡眠外来受診となった.

診察・検査所見　意識は清明で身なりや礼節は保たれていた. 表情はやや活気に欠けていたが，抑うつや不安などの訴えは認めなかった. 起床困難と午前中〜夕方にかけての強い眠気を訴えており，眠気の評価尺度（ESS）[1] は 17 点/24 点（カットオフ 11 点以上）であり，日中の強い眠気が確認された. 血液検査や睡眠時無呼吸症の簡易検査では日中の眠気の原因となる特記すべき異常を認めなかった. **睡眠日誌による 2 週間以上の睡眠・覚醒リズムの記録**[※1] では睡眠相の後退が確認され，仕事のない休日でより顕著に睡眠相が後退していた（図）. 以上より DSWPD と診断した.

経過　午前中を中心とした日中の太陽光の曝露量を増やし，夜間のディスプレイのブルーライトなどを避けることを

▲　**図**　睡眠日誌による睡眠・覚醒リズム

説明し，**週末の極端な睡眠相の後退化を防ぐように，概日リズムを整える睡眠衛生指導を実施した**[※2]. 同時にラメルテオン 2 mg を 19 時に内服投与した. 睡眠相は徐々に前進化していき，3 ヵ月ほどで 1 時に入眠して 8 時に起床する比較的安定した睡眠・覚醒リズムとなった. それに伴い起床困難や日中の眠気症状も改善した（ESS11 点）. 治療 6 ヵ月目でラメルテオンを中止し，その後も 1 年以上症状の再燃はみられていない.

最終診断　DSWPD

最終処方　なし

❌ ここが着眼点！

※1▶ 睡眠障害の診療においては 1 週間単位の睡眠・覚醒リズムを確認することが重要である.
※2▶ DSWPD の診断と治療には睡眠日誌の記録が重要であり，それを基にした睡眠衛生指導がもっとも重要な治療である.

● 解 説 ●　睡眠日誌を用いた DSWPD の診断と治療

　概日リズムとは単細胞生物からヒトまで，地球上の大部分の生物が持っている，約24時間周期の外界の明暗や季節変化に同調するための機構である. DSWPD は概日リズム睡眠・覚醒障害のサブタイプの 1 つであり，夜型のライフスタイルや体内リズムを同調させる能力の脆弱性により生じると考えられている. 社会生活上望ましい睡眠・覚醒時刻より，睡眠相が後退することにより起床困難や日中の眠気，夜間の入眠困難などの症状が生じて，社会生活に支障をきたす障害である[2]. 発

症の多くは10～20代の思春期・青年期であり，思春期・青年期の7～16%程度の有病率であると推定されている[2]．典型例では発症前の幼少期より夜型であることが多く，時計遺伝子の多型の関連が示唆されている[3]．小児期に起立性調節障害や過敏性腸症候群と診断されていることも多く，概日リズム障害による自律神経機能の障害が幼少期より存在していることが考えられている．これらの生物学的基盤の異常に加えて夜型のライフスタイルが睡眠・覚醒リズムの後退化を助長し，DSWPDの発症となることが多い．

DSWPDの診断には，症状の聴取に加えて，睡眠日誌の連続記録が極めて重要であり，ICSD-3の診断基準においても必須とされている．ICSD-3ではアクチグラフやメラトニンの測定による診断補助を推奨しているが，睡眠専門の医療機関や研究機関以外での測定は困難であるため，日常臨床においては睡眠日誌の連続記録のみで診断可能である．標準化された朝方・夜型尺度もDSWPD[4]の診断の補助に有用である．思春期に発症したDSWPDの背景に発達障害やうつ病・双極性障害などの精神疾患が存在していることも多く報告されているため[5]，精神疾患の評価や鑑別に注意が必要である．

DSWPDの治療においては睡眠日誌を基にした睡眠衛生指導，行動療法的治療が重要である．睡眠日誌により患者の睡眠・覚醒リズムの乱れを把握するのと同時に時間生物学的治療の土台となり，患者自身に問題の自覚を促すことに意義がある．夜型を悪化させる夜間のディスプレイ使用などの生活習慣を是正し，望ましい睡眠衛生・習慣について指導する．なるべく規則的な起床時刻の設定や午前中を中心とした日中の定期的な太陽光の曝露についても促し，夜間の生理的なメラトニン分泌量を増加させることにより睡眠相の前進化を図る．薬物療法としてはメラトニンを用いた時間生物学的治療が有効であり，アメリカ睡眠医学会のガイドラインでも使用が推奨されているが[6]，本邦では未承認であり入手が困難である．メラトニン受容体作動薬であるラメルテオンは低用量投与により睡眠相を前進させる効果があることが報告されている[7]．DSWPDに対しては，目標とする就寝時刻の5～6時間前にラメルテオン1～4mgを内服することが睡眠相の前進化に有効であると考えられており，日常診療で用いられることがある．しかし，保険適用外使用であり，効果・安全性のエビデンスも十分ではないため，使用については慎重に検討する必要があるだろう．起床時に2,500ルクス以上の光を照射する高照度光治療のDSWPDに対する効果も報告されているが[6]，同様に保険適用外の治療であり，そもそも朝起きれない患者において毎朝の治療のアドヒアランスを維持することが困難であるため，その有用性は限定的である．

文　献

1) Johns MW : A new method for measuring daytime sleepiness : the Epworth sleepiness scale. Sleep 14(6) : 540-545, 1991
2) American Academy of Sleep Medicine : International Classification of Sleep Disorders, 3rd ed. American Academy of Sleep Medicine, 2014
3) Ebisawa T, Uchiyama M, Kajimura N, et al. : Association of structural polymorphisms in the human period3 gene with delayed sleep phase syndrome. EMBO Rep 2(4) : 342-346, 2001
4) Horne JA, Ostberg O : A self-assessment questionnaire to determine morningness-eveningness in human circadian rhythms. Int J Chronobiol 4(2) : 97-110, 1976
5) Takaesu Y, Inoue Y, Ono K, et al. : Circadian rhythm sleep-wake disorders as predictors for bipolar disorder in patients with remitted mood disorders. J affect disord 220 : 57-61, 2017
6) Sack RL, Auckley D, Auger RR, et al. : Circadian rhythm sleep disorders : part II, advanced sleep phase disorder, delayed sleep phase disorder, free-running disorder, and irregular sleep-wake rhythm. An American Academy of Sleep Medicine review. Sleep 30(11) : 1484-1501, 2007
7) Richardson GS, Zee PC, Wang-Weigand S, et al. : Circadian phase-shifting effects of repeated ramelteon administration in healthy adults. J clin sleep med 4(5) : 456-461, 2008

（高江洲義和）

第Ⅳ章・C　概日リズム睡眠・覚醒障害群

不眠と抑うつで治療されてきたが，睡眠・覚醒相後退障害＋双極Ⅱ型障害と判明した症例

● 症例㉚ ●
- 40 歳台，男性
- 抑うつ気分，気力減退，思考力低下，不眠
- BZD 系の薬が多く，不安

紹介時診断　不眠，反復性うつ病.

身体合併症　糖尿病.

家族歴　父が若いころ，不安定な精神状態になったことがある.

現病歴　高卒後，うつ病の診断で A メンタルクリニックに通院開始. 就労後も時に気分の落ち込みがあり，通院を継続していた. X−7 年からは B メンタルクリニックに通院し投薬加療を受けていたが症状は一進一退，自殺念慮/企図が生じることもあった. 一旦就労するが抑うつ状態の悪化により出勤できなくなり，退職を繰り返した. X−4 年ごろからほとんど就労できず.

　X 年夏より当院に転医.

経過　投薬内容の経過は図参照. 不眠に対し 5 種類の睡眠薬が投与されていたので，まずラメルテオンを中止した. しかし**睡眠表では睡眠・覚醒相後退障害のパターンだった**[※1]ため，ラメルテオンを再開して 0 時に服薬とし，段階的に服薬時刻を早めた. 徐々に早い時刻に入眠可能となり，服薬時刻を 21 時で固定した. ほかの睡眠薬を漸減したが，睡眠障害は悪化しなかった.

　主訴の内容は上記のように抑うつエピソードを構成する症状を示していた. しかし話し方は，大きな声で手振り身振りを交えて力強く理路整然としており，多弁で，軽躁病エピソードの構成症状の併存が疑われた. **本人と両親から病歴を詳しく聴取**[※2]したところ，元来猪突猛進する性格で，学生時代，生徒会活動などに熱心に取り組んだ. 就労後は 10 年間休みなく働き，管理職として多くの仕事を任された. 金遣いが荒く金銭問題を抱えた時期もある. 転職後に抑うつ状態となり，B クリニックに通院した.

　上記病歴から，双極Ⅱ型障害が疑われた. そこで抗うつ薬を漸減し，気分安定薬（ラモトリギン）を追加，漸増した. 当院通院開始後 36 週までは短期間の抑うつ状態の増悪が繰り返し出現したが，その後は出現していない.

　ベンゾジアゼピン（benzodiazepine：BZD）系抗不安薬を減量したところ，思考力減退の訴えは軽減したが，不安・焦燥・イライラ感，易刺激性，アカシジア様の訴え（落ち着かず歩き回りたくなるなど）が増悪した. ハロペリドール少量を追加（非定型抗精神病薬は糖尿病悪化のリスクあり）すると共に抗うつ薬を減量，気分安定薬を増量するに従い不安・焦燥感などの症状はほぼ消褪した.

　初診後 79 週の時点では，午前中に増悪する気力の減退が持続している.

最終診断　DSWPD，双極Ⅱ型障害

最終処方　ラモトリギン 300 mg　分 2　朝食後と夕食後，ベンラファキシン塩酸塩徐放カプセル 75 mg　分 1　朝食後，ミルタザピン 15 mg　エスゾピクロン 3 mg　分 1　就寝前，ラメルテオン 2 mg　21 時に服用. ロフラゼプ酸エチル 2 mg 分 2　朝食後と夕食後，ハロペリドール 0.375 mg　分 1　就寝前

▲　**図**　投薬量，症状の経過
初診後 55 週目に約 1 週間，服薬が中断したため，ラモトリギンが初期量から再開されている

⊗ ここが着眼点！

- ※1▶ 難治性の不眠（特に入眠障害）では睡眠表を記録し，概日リズム睡眠・覚醒障害の可能性を検討する．
- ※2▶ 抑うつエピソードに概日リズム睡眠・覚醒障害などを伴う場合，双極性障害の可能性を念頭に病歴聴取を慎重に行う．

◉ 解 説 ◉ 概日リズム睡眠・覚醒障害の診断は減薬につながることがある

初診時，睡眠促進作用がある抗うつ薬2種類，および睡眠薬5種類が使用されており，睡眠障害が難治化していたことが伺われた．睡眠・覚醒相後退障害の多くは体内時計に作用する睡眠薬（ラメルテオン）[1]や，朝の光照射が有効で，BZD系・非BZD系睡眠薬や睡眠促進作用を持つ抗うつ薬のみでの治療は効果不十分なことが多く，薬剤の量・種類の増加に至りやすい．治療抵抗性の不眠の場合，一度は睡眠表を記録し，概日リズム睡眠・覚醒障害の可能性を探るのが良い．睡眠表は日本うつ病学会のホームページ（http://www.secretariat.ne.jp/jsmd/sokyoku/pdf/suimin_kakusei_rhythm.pdf）などからダウンロード可能である．

うつ病と双極性障害の鑑別診断はしばしば困難であることが知られている[2]．双極性障害の予測因子として反復性の抑うつエピソード，（25歳未満などの）若年での発症，発揚/気分循環性気質，混合状態の存在，抗うつ薬誘発性の躁転，自殺企図歴などが挙げられている[2]が，最近，概日リズム睡眠・覚醒障害も予測因子の1つと報告された[3]．これらの予測因子を伴う場合，双極性障害の可能性を念頭に注意深い病歴聴取が望まれる．

初診時に抑うつエピソードの構成症状と軽躁病エピソードの構成症状が併存していたこと，BZD系抗不安薬などの減薬とととともに不安・焦燥・イライラ感などが増悪したことは，「現在抑うつエピソード，混合性の特徴を伴う」と考えるか，抗うつ薬誘発性の賦活症候群（明確な診断基準は定められていないが，その症状として不安，興奮，パニック発作，不眠，易刺激性，敵意，攻撃性，衝動性，アカシジア，軽躁/躁が挙げられている[4]）と捉えるか判断が分かれると思われる．しかし，いずれの場合も抗うつ薬の減量ないし中止が効果的とされている[5,6]．本症例では気分安定薬の追加も有効だったと考えている．

ただし，気力の減退は十分改善しておらず，今後の課題である．

文 献

1) 海老澤 尚：メラトニンと睡眠—特に「メラトニン受容体同定」と「ラメルテオン（ロゼレム®）」について．原田 誠一：メンタルクリニックでの主要な精神疾患への対応［1］発達障害，児童・思春期，てんかん，睡眠障害，認知症．中山書店，東京，pp254-259，2015

2) Inoue T, Inagaki Y, Kimura T, et al.：Prevalence and predictors of bipolar disorders in patients with a major depressive episode：The japanese epidemiological trial with latest measure of bipolar disorder（JET-LMBP）．J Affect Disord 174：535-541, 2015

3) Takaesu Y, Inoue Y, Ono K, et al.：Circadian rhythm sleep-wake disorders as predictors for bipolar disorder in patients with remitted mood disorders. J Affect Disord 220：57-61, 2017

4) Culpepper L, Davidson JR, Dietrich AJ, et al.：Suicidality as a possible side effect of antidepressant treatment. J Clin Psychiatry 65：742-749, 2004

5) American Psychiatric Association：Practice guideline for the treatment of patients with bipolar disorder, 2nd ed. 2002

6) Harada T, Inada K, Yamada K, et al.：A prospective naturalistic study of antidepressant-induced jitteriness/anxiety syndrome. Neuropsychiatr Dis Treat 10：2115-2121, 2014

（海老澤 尚）

第Ⅳ章・D 概日リズム睡眠・覚醒障害群

睡眠覚醒時刻が日々後退した症例

● 症例㉛ ●
▶ 初診時 20 歳台前半，男性
▶ 睡眠時間帯が日々遅れる，頭痛，倦怠感

既往歴・家族歴 クロノタイプは本人と母が夜型．

現病歴 X−2年（大学3年生時）に深夜に及ぶ実験で生活リズムが乱れ，大学卒業後も睡眠の乱れから就職しなかった．朝〜昼に就眠して夕方に起きる状態が修正できないことからX年夏に受診した．

診察・検査所見 睡眠時間帯の遅れが固定し，頭痛と倦怠感を認めた．視力は正常で精神障害はないが神経質，潔癖傾向を認めた．初診時診断：概日リズム睡眠障害・睡眠相後退型（ICSD−2）．

経過 通院にてメラトニン（サプリメント）3 mg を夜間の早い時刻に，ブロチゾラム 0.25 mg を眠前に服用し，起床が出来次第活動して光を浴びるよう勧めたが睡眠時間帯は概ね7〜12時であった．X年秋に時間療法（睡眠覚醒位相を6日間にわたって1日3時間ずつ後退させることで6時間の位相前進を目指す）を施行し，2ヵ月間は改善したが再び睡眠相は軽度後退し，起床時に頭痛と午前中に倦怠感があった．X+1年秋に「いつ眠気が来るのかわからないのが困る」と訴え，睡眠相が日々後退する状態※1 を1.5ヵ月経て入院した（入院前の入眠は2〜3時，起床は8〜9時）．

終夜 PSG は中途覚醒による睡眠効率の低下以外に特に異常はなかった．高照度光療法を直腸温が最低を示す時刻以後に施行し，最低時刻は午前8時から午前4時に前進するとともに睡眠も22〜7時半の間にとれ退院した．退院翌年に専門学校に入学後，起床困難，頭痛と倦怠感があり，しばしば午前中，時に全日欠席した．ラメルテオンを希望する入眠時刻の5〜7時間前に服用し光環境を調整したが，睡眠相は後退した状態を保つか日々後退した．

卒業後に社会的な日課が減ったことからX+6年より治療の優先指標を睡眠の時間帯から身体症状に変更※2 し，睡眠相が日々約1時間ずつ整然と後退するリズムとなり，頭痛と倦怠感は緩和した．一旦ラメルテオンを中止し，日中に活動できる期間を延ばすために睡眠が夜間に出現する期間は日々の睡眠相の遅れを小さく，睡眠が昼間に出現する期間は大きくした（図）．X+9年夏に睡眠相の後退が固定した時期にラメルテオンを再開した．21時以後は室内灯をデスクスタンドに換え，モニター類の青色を遮光し，摂食を避けた．X+10年に睡眠位相は徐々に前進・正常化して身体症状は軽度である．

最終診断 非24時間睡眠・覚醒リズム障害

最終処方 ラメルテオン 4 mg　17時，スボレキサント 10 mg，トリアゾラム 0.25 mg　23時

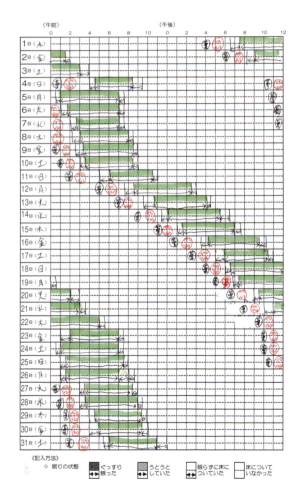

▲ **図** 睡眠日誌
日々の位相後退は夜間に睡眠をとる時期は0.5〜0.7時間，昼夜逆転の時期は約2時間である

ここが着眼点！

※1▶ 診断では睡眠・覚醒リズムと精神・身体症状を診る．本疾患では睡眠相が進行性に遅れるかまれに早まる．

※2▶ 環境因子や介入による増悪に注意し，治療目標はライフスタイルに応じて設定する．

◉ 解 説 ◉

ヒトが固有する概日時計の周期は24時間よりわずかに長いが，明暗を手掛かりに24時間周期に同調し（外的同調），通常は睡眠覚醒リズムとも同調している（内的同調）．その際には深部体温が最低を示す時刻は睡眠の後半に出現し，起床早々の光刺激はリズムの位相を早めて周期を24時間にリセットしている．時間的手掛かりのない隔離環境下などでは深部体温・メラトニンリズムと睡眠・覚醒リズムとの脱同調が起こりやすい．

非24時間睡眠・覚醒リズム障害は非同調性障害（nonentrained disorder）ともいわれ，個体が呈する概日リズムと明暗サイクルとの不調和，さらに個体内の概日リズムにおける位相関係の乱れが生じて"時差ぼけ"の症状を呈すると考えられ，視覚障害者には高頻度に認められる．症状は患者が概日リズムのどのタイミングで寝ようとするかにより変動し，睡眠・覚醒相後退障害や時間療法の施行後に続発しやすく，経過は慢性である[1]．

本症例では日々の睡眠リズムを望ましいか遅れた状態での固定を試みると眠りの悪さや眠気，頭痛・倦怠感が強まった．一方，睡眠リズムが日々後退する時期に身体症状が軽減したのは内的脱同調が改善したためと考えられた．

治療に関する十分な知見は蓄積されていないが，健常者では概日位相前進をもたらすラメルテオンの至適用量が1〜4 mgと少量であることに留意したい[2]．筆者は患者が希望する睡眠時間帯が現れる時期を待って「ラメルテオン4 mgを希望する入眠時刻の5〜7時間前に，光は朝に浴びるこ

と」との初期介入をしている．しかし，脱同調を想定すると，睡眠覚醒以外の概日リズムが不明の場合には，環境光や照射光，メラトニン（作動薬）に対する位相反応は予想できず，症状を悪化させうる[3]．これが難治性と介入の困難さに関連すると思われ，簡易な概日リズム検出法の開発が待たれる．

筆者は本症を体験し克服する過程が書かれた科学記事の一読を患者に勧め，疾病を理解し，光曝露，活動休息，摂食の時間調整に主体的にかかわるように勧めている[4]．2018年には本邦から，活動リズムとして観察される概日周期・位相の光に対する反応がapoptosis signal-regulating kinase（ASK）遺伝子欠損マウスでは異なることが報告され，環境因子と体内時計との間に介在する機構の解明を通じた治療法の進展が期待される[5]．

文 献

1) 米国睡眠医学会 著，日本睡眠学会診断分類委員会 編：睡眠障害国際分類第3版．ライフ・サイエンス，東京，2018

2) Richardson GS, Zee PC, Wang-Weigand S, et al.：Circadian phase-shifting effects of repeated ramelteon administration in healthy adults. J Clin Sleep Med 4(5)：456-461, 2008

3) 三島和夫：非24時間睡眠-覚醒リズム障害の病態生理研究の現状．医学のあゆみ 263(9)：775-782，2017

4) Warren EL：体内時計が壊れると 非24時間睡眠覚醒症候群．日経サイエンス 46(1)：41-48，2016

5) Imamura K, Yoshitane H, Hattori K, et al.：ASK family kinases mediate cellular stress and redox signaling to circadian clock. Proc Natl Acad Sci U S A 115(14)：3646-3651, 2018

（今井 眞）

第Ⅳ章・E 概日リズム睡眠・覚醒障害群

生体リズムと勤務時間とのミスマッチによるシフトワーカーの睡眠障害

● 症例㉜ ●
▶ 40代，女性
▶ 眠れない，眠い

既往歴・家族歴 鉄欠乏性貧血．家族歴は特記なし．

現病歴 元来，朝型タイプ．家族全員が早寝早起き傾向にあり，20代で就職後は，22時就寝，5時起床の睡眠リズムで，日勤業務にのみ従事していた．自覚的な睡眠の問題はなかった．30代後半より，勤務が日勤，夜勤の2交代となり，夜勤は週に1回，17～9時までの勤務で，仮眠休憩なし．夜勤を始めた当初は，夜勤明けの午前中に数時間眠り，夜も眠れていた．夜勤勤務を行うようになって数年後，2年前ごろより，夜勤明けに入眠できないことが増え，夜勤後の夜も中途覚醒を生じるようになった．次第に，休日や日勤の夜間にとる睡眠でも，入眠困難，中途覚醒，早朝覚醒に悩まされるようになった．それに伴い，朝起床時の倦怠感，日中勤務時間帯や夜勤勤務時間帯の眠気を生じるようになり，当院睡眠外来受診となった．

診察・検査所見 睡眠日誌に睡眠の状況を記載してもらい，睡眠の状態を確認した（図）．睡眠日誌から，入眠困難や，中途覚醒などの睡眠の支障が起きていること，勤務時間帯の眠気の問題が示された．終夜 PSG では，SAS などの睡眠妨害事象は認めず，睡眠効率の低下，入眠潜時の延長，中途覚醒時間の増加を認めた．不眠や眠気の問題は，夜勤勤務と関連しており，交代勤務障害と診断した．

経過 総睡眠時間が短く，日勤時，夜勤時ともに勤務時間帯の眠気，倦怠感が顕著であった．<u>週1回の夜勤勤務で，日勤が主であるため，夜勤時のみ夜勤の体内時計にずらすことは難しく，日勤の体内時計に合わせていくこととした</u>[※1]．職場の勤務の体系上，仮眠をとることが難しいため，夜勤時の眠気は，カフェインで対処するようにし，非夜勤時に，夜間の入眠が困難であるときは，依存・乱用に注意しつつ超短時間作用性あるいは短時間作用性の睡眠薬を使用できるよう，少量処方した．夜勤後にとる疲労回復目的の仮眠は，長すぎると夜間の不眠を助長するため，長くならないよう職場で短時間仮眠をとることとした．夕方に軽い運動や，ストレッチなどリラクゼーションなども取り入れていき，仮眠時の寝室の遮光や遮音に注意を払い，睡眠環境を改善するように指示し

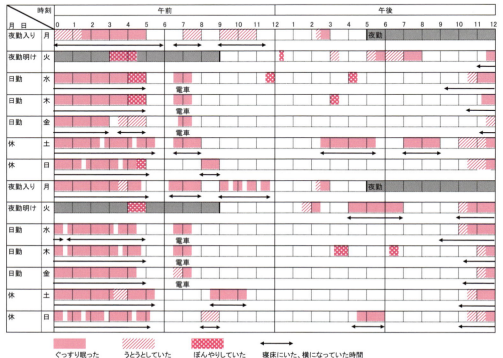

▶ 図
2交代勤務者における睡眠日誌．日中の眠気，入眠困難，中途覚醒，早朝覚醒を認める．

た．夜勤勤務を現在も続けているため，十分な改善には至っておらず，時に睡眠薬の使用や，カフェインの使用を続けている．

最終診断 概日リズム睡眠・覚醒障害群　交代勤務障害

最終処方 ゾルピデム（5 mg）1錠　入眠困難時，カフェイン0.2 g 眠いとき

※1▶ 週に1～2回程度の夜勤の場合は，日勤の体内時計を維持し，無理に夜勤の体内時計に合わせない．夜勤の眠気については，仮眠・カフェインで対処し乗り切る．

解説

"24時間社会"になりつつある現代は，交代勤務により生じる健康被害が問題となりつつある．交代勤務は，さまざまな睡眠の問題を引き起こすことに加えて，長期的には高血圧，糖尿病，虚血性心疾患などのリスクが高まることが明らかになっている[1]．交代勤務により，さまざまな問題が生じてくる理由は，ヒトに生来，「概日リズム」と呼ばれる約24時間の生体リズムが存在するため，どの時間帯でも常に同じ睡眠がとれるというわけではないからである．生体リズムには，深部体温リズムやメラトニン・コルチゾールなどのホルモンリズムがあり，これらは，夜間勤務に伴う睡眠スケジュールにすぐには同調しにくいため，交代勤務者では，生体リズムが障害されてしまい，望ましい時間帯に睡眠がとれなくなる．交代勤務者のその割合は高く，20～40％が睡眠の問題を抱えているといわれており，不眠症状や眠気に悩まされている[2]．

この体内時計を夜勤時刻に合わせるには，約3週間近くかかるため，すぐに日勤に戻る勤務体系の場合，短期間で体内時計を夜勤に合わせるのは困難であると考えられている．そのため，週に1～2回程度の夜勤の場合は，体内時計は日勤に合わせ，夜勤時の眠気は，仮眠やカフェインで対処するのが望ましい．

仮眠のとり方として，①夜勤前の仮眠，②夜勤中の仮眠，③夜勤後の仮眠が挙げられる[3]．①の夜勤前の仮眠は，14～16時ごろが寝付きやすい時間といわれており，②については，職務上可能であれば，深部体温が下がる3～6時の間に仮眠がとれると理想的である．職場の環境によっては，仮眠をとることが難しいこともあり得るが，夜勤中にとる仮眠は，「アンカー・スリープ効果」と呼ばれており，深部体温の通常のリズムを維持する効果があるといわれ，体内時計を日勤にキープするうえでは重要である．③については，帰宅前に職場でとることが推奨される．深部体温が上昇していない時間帯に睡眠をとることで寝付きやすいこと，また，夜勤明けに運転がある場合は特に，交通事故予防という観点からも重要である．

常夜勤や，夜勤が1週間以上続く場合は，体内時計を夜勤に合わせる治療を行う．具体的には，2,500ルクス以上の光を用いた高照度光療法や，夜勤後の帰宅の際にサングラスを着用させ，朝日による体内時計への影響が出ないような工夫をする．

このように，交代勤務といっても，その勤務スケジュールやシフトの進み方により，対処の仕方も変わってくる．しかし，交代勤務睡眠障害の症状をまったくなくすことや，予防する絶対的な方法はない．一般的に交代制勤務は，朝型タイプよりも夜型タイプの人のほうが夜勤に適応しやすいといわれており，現場では交代勤務への適性を見極め，睡眠障害をもつ者の把握をすることが重要である．

文　献

1) 千葉　茂：交代勤務者の睡眠障害と生活習慣病．日本臨牀 70：1177-1182, 2012
2) 高橋正也：概日リズム性睡眠障害―交替勤務型（交替勤務障害）―．日本臨牀 71（増5）：420-424, 2013
3) 久保達彦：交代制勤務者の睡眠と仮眠　健康支援のポイント．産業保健と看護 8 no.6（547）：69-73, 2016

（伊東若子）

第Ⅳ章・F 概日リズム睡眠・覚醒障害群

繰り返しの時差フライトが引き起こす睡眠障害

● 症例㉝ ●
- 40歳台，男性，商社勤務
- 中途覚醒，日中の眠気

紹介時診断 軽度の不安感あり．
生活歴 アルコール 時々寝酒でビール1缶飲酒，たばこは吸わない．
既往歴 特に問題なし．
家族歴 専業主婦の妻と子ども2人（高校生の長女，中学生の長男）と同居．
現病歴 X-2年，商社のプラント事業の管理職となり海外への出張が多くなった．平均すると月2～3回程度ヨーロッパや北アメリカへの出張があった．海外出張後，入眠障害や中途覚醒が生じることがあったが，しばらく日本に滞在すると改善し，特に治療を受けないで済んでいた．
　X年，九州の実家の父親が大腸がんで入院．進行がんの状態で，抗がん薬の治療を開始した．本人が一人っ子で，実家には両親のみが住んでおり，月に1，2回土日に妻と九州まで帰り，父親の見舞いや母親のケアなどを行っていた．このため自分の休養時間が大幅に減った．
　X年6月，半月ほどの間に連続してヨーロッパと北アメリカへの出張が入った．特にヨーロッパからの帰国後に主訴の中途覚醒，日中の眠気がひどくなり，続いて出張した北アメリカでは眠れないだけでなく，昼間は極度の眠気のため仕事の効率が極端に低下した．帰国しても睡眠障害と眠気が高度となり，心臓のドキドキする感じとともに軽度の不安感が出現したため，専門外来受診となった．睡眠日誌をインターネットで調べ，初診時に持参した．図の睡眠日誌で示した通り3週間にドイツとアメリカへの海外出張を2回こなしていた．特にドイツから帰国後の日本滞在最初の2日間は早朝覚醒型の睡眠障害，その後も5時間程度の早朝覚醒型の睡眠障害を継続したままアメリカ出張を行い，アメリカ滞在中は入眠障害や中途覚醒型の睡眠障害を生じていた．このため再び日本に戻っても睡眠障害が改善していない．初診時は，問診

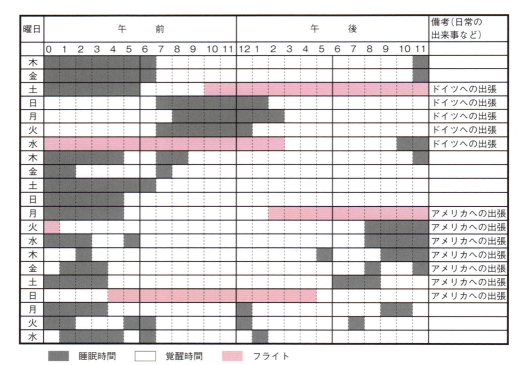

▲ **図** 時差障害の睡眠日誌
縦軸は日数の経過を曜日で示し，横軸は午前0時～午後12時までの時刻を示す．図の灰色部分は睡眠，白色部分は覚醒を，そしてピンク色部分はフライト時間を示す．

上の所見，睡眠日誌を含めた時間的経過から時差障害による睡眠覚醒リズム障害と診断した．両親のケアなどの過労からうつ病を発症している可能性は否定できないが，あくまで精神症状は心臓のドキドキする感じと軽度の不安感にとどまるため，注意深く経過観察することとした．

【検査所見】 初診時から3日後にPSG検査を受けた．PSG検査上は，睡眠時間322分，入眠潜時56.5分，REM睡眠潜時152分，睡眠効率70.5％であった．覚醒時間は95分，睡眠内容は％睡眠段階1が23.4％，％睡眠段階2は54.3％，％睡眠段階3＋4は0.5％，％REM睡眠段階は21.8％であった．無呼吸低呼吸指数は10.7回/時，四肢不随意運動指数も0回/時と問題ない範囲であった．

【最終診断】 時差障害による睡眠障害

【経過】 診断書を添えて会社を2週間休み，その間は寝る前にラメルテオン（8 mg）1Tを処方し，不安の強いときにロラゼパム（0.5 mg）1Tを服用するように指示した．結局，ラメルテオンを7日間服薬し，7時間以上の睡眠が連続して確保でき，それに伴い昼間の眠気も改善した※1．不安の強いときに処方したロラゼパム（0.5 mg）1Tは服用しないで，睡眠障害の改善と共に不安緊張状態も消失した．最終的には，2週間休養後，職場の上司と話し合い，職場に戻り6ヵ月間は海外出張を控え，日本での睡眠時間が確保できることを確認のうえ，慎重に海外出張は開始するようにし，現在では月1回程度をこなしている．海外出張時，あるいは日本に戻ってから数日間はラメルテオンを用意し，眠れない時には早めに服用するようにし，現在睡眠も精神的にも安定した状態が続いている．

ここが着眼点！

※1▶ 繰り返しの時差フライトの時期と一致して睡眠障害，軽度の不安感が発症したケースである．時差フライトを避けて一定期間日本での睡眠覚醒リズムの安定と，その補助薬としてメラトニン受容体作動薬ラメルテオンの処方により睡眠障害は改善した．

◉ 解 説 ◉

2014年に改定されたICSD-3では，時差障害は表のような診断基準が示されている[1]．この診断基準のうちAとBは睡眠日誌で確認でき，診断基準Cは，PSG検査から確認できた．通常の時差障害は，自然に改善する良性の睡眠障害の1つであるが，頻回の時差フライト，東行きフライト，逆行性再同調を示すケース[2]，ストレス障害やうつ病の既往があるケースでは，時差障害が重症化しやすいので注意が必要である[3]．

表 時差障害の診断基準（ICSD-3 日本版）

A. 少なくとも2つの時差帯域を超える経線横断のジェット機旅行に伴って，不眠や日中の過度の眠気の訴えがあり，総睡眠時間の減少とともに報告される．
B. 日中機能の障害，全身倦怠感や身体的症状（たとえば胃腸障害）が旅行後1～2日以内に随伴する．
C. 睡眠障害は，現在知られているその他の睡眠障害，身体疾患や神経疾患，精神疾患，薬物使用，あるいは物質使用障害ではよく説明できない．

(American Academy of Sleep medicine 著,日本睡眠学会診断分類委員会 訳：時差障害.睡眠障害国際分類第3版.ライフ・サイエンス,東京, p161, 2018)

文 献

1) American Academy of Sleep Medicine：International classification of sleep disorders：diagnostic and coding manual, 3rd ed. American Academy of Sleep Medicine, Darien IL, 2014
2) Takahashi T, Sasaki M, Itoh H, et al.：Re-entrainment of circadian rhythm of plasma melatonin on an 8-h eastward flight. Psychiatry Clin Neurosci 53：257-260, 1999
3) 高橋敏治：時差ぼけと光環境．睡眠医療 11：525-530, 2017

（高橋敏治）

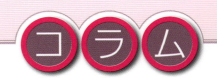

アクチグラフィーを使ったリズム障害の診かた

　睡眠外来で睡眠覚醒リズム障害患者に,「何時に眠りましたか」,「何時に目が醒めましたか」と質問し,睡眠日誌(sleep diary)をお願いする.それらのデータは,無意識に本人の期待・意思が反映されてしまったり,昼寝が主睡眠になっている場合もあり,正確な睡眠覚醒リズムを知ることができない.問診や自記式記録が大切な情報源であることに間違いはないが,より客観性を高めるには行動量測定検査アクチグラフィー(actigraphy)が必要である.

　われわれは,腰に着ける万歩計タイプの生活習慣記録機 Lifecorder®GS(図1)を行動計として使用し,睡眠障害患者のアクチグラフィーをルーティーン検査としている.Lifecorder®GS は,2分間ごとの運動強度を11段階に評価している.詳しいリズム解析や睡眠覚醒の把握には,解析ソフトである SleepSign® Act を使用している[1]).

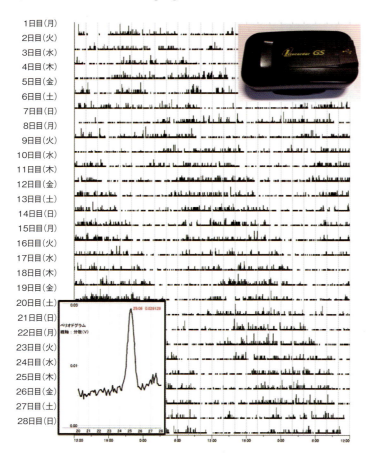

◀ 図1　15歳男子,非24時間睡眠・覚醒障害のアクトグラム

腰に生活習慣記録機 Lifecorder®GS(スズケン,実売19,000円)を装着し,37日アクチグラフィーを行った.黒が運動強度,測定間隔は2分間,当日のデータの後に翌日のデータを付け加え,1行48時間でプロットしている(ダブルプロット法).ペリオドグラムによる周期は25時間6分.アクトグラムとペリオドグラムは SleepSign® Act(キッセイコムテック)により作成した.

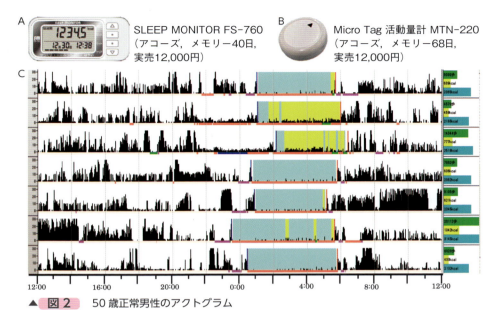

▲ 図2 50歳正常男性のアクトグラム
腰に活動量計FS-750(A)を装着し，7日間測定を行った．黒が運動強度，2分間ごとに睡眠と覚醒を判別．水色が睡眠，白が覚醒，黄色が中途覚醒を表している．下線が体位で，白が立位・座位，ピンクが仰臥位，紫がうつぶせ，青が右向き，緑が左向きである．青の縦棒が就寝時刻，赤の縦棒が離床時刻．右端緑が歩数，黄色が運動カロリー，青が総消費カロリーである．SleepSign® Act2 により作成した．

　図1に15歳男子の非24時間睡眠・覚醒障害（non-24-hour sleep-wake rhythm disorder：N24SWD）のアクトグラムを示す．中学2年のとき，いじめをきっかけに不登校となり，いくつかの医療機関を受診したが確定診断がつかず当院を受診した．本人と家族からは1ヵ月ごとに昼夜が逆転するとの訴えがありアクチグラフィーを行った．入眠と覚醒が毎日ほぼ1時間遅れる典型的なN24SWDであった．ペリオドグラム（図1）で周期を計算したところ25時間6分であった．本人も睡眠が毎日1時間遅れていた自覚はなく，確定診断をつけるのに1年以上かかった．

　2013年より日本でも本格的な活動量計が開発された．運動強度32段階，3軸加速度センサーを内臓したモニター付き活動量計（図2A），その後，小型・軽量版が開発された（図2B）．同時に解析ソフトもSleepSign® Act2 に改良された．3軸加速度センサーを使うことにより体位を測定できるようになり，そのデータと活動量から就寝・離床時間を推定できるようになった（図2C）．また昼間の歩数や消費カロリーも測定できるようになり，睡眠だけでなく昼間の活動性もモニターできる．活動量計，解析ソフトも日々進化している[2,3]．

文　献

1) Enomoto M, Endo T, Suenaga K, et al.：Newly developed waist actigraphy and its sleep/wake scoring algorithm. Sleep Biol rhythms 7：17-22, 2009
2) Nakazaki K, Kitamura S, Motomura Y, et al.：Validity of an algorithm for determining sleep/wake states using a new actigraph. J Physiol Anthropol 33：31, 2014
3) Matsuo M, Masuda F, Sumi Y, et al.：Comparisons of portable sleep monitors of different modalities：potential as naturalistic sleep recorders. Front Neurol 7：110, 2016

〈遠藤拓郎〉

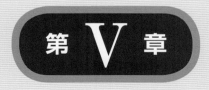

睡眠時随伴症群

第V章・A　睡眠時随伴症群

外傷の危険を伴う睡眠時遊行症の中学生例：診断，対応と今後の方針

● 症例㉞ ●
▶13歳，男性
▶夜間起きて部屋の中をウロウロ歩き回る，外に出て行こうとするので危ない（母親）

既往歴　特記事項なし．
家族歴　睡眠時遊行症を含む睡眠障害の遺伝負因はない．
現病歴　現在，中学1年生．本人が1歳時に両親が離婚．夜間起きて部屋の中をウロウロ歩き回るという夜間異常行動が4歳ごろから数ヵ月に1回の頻度で出現するようになった．小学3年生から町内のサッカークラブに入った．上記の夜間異常行動の頻度は徐々に増加し，小学校高学年時には週に1～2回出現するようになった．小学6年時の睡眠は21～7時の約10時間であった．中学に進学してからは，町内のサッカークラブに加え，中学のサッカー部にも所属．練習が終わり，帰宅するのは21時半ごろになるため，睡眠は23～6時の約7時間に減少した．夜間異常行動の頻度はさらに増え，多いときには週に3～4回出現するようになったため，心配した母親が本人を連れて，X年8月（中学1年時）当科を初診した．

診察時所見
①夜間異常行動は，寝てから1～2時間後くらいに出現することが多い．
②ゆっくり起き上がり，家の中をウロウロ歩き回る．時に窓を開けてベランダに出て行くこともある．
③夢をみて寝言を言う，手足をばたつかせるなどの夢の行動化はなくレム睡眠行動障害は否定的である．
④母親が本人を起こそうとしても，しっかりとは覚醒せず，またそのまま布団に戻って眠ってしまう．翌朝もそのエピソードを本人はほとんど憶えていない．

PSG所見　図に本症例のビデオ音声同時撮影下PSGでの睡眠経過図を示した．22～7時の約9時間の検査中，睡眠時遊行症を示すエピソードは出現しなかったが，徐波睡眠（slow wave sleep：SWS）からの覚醒が比較的多く，%SWSが70.7%と著しく増加しており，睡眠時遊行症の診断を支持する所見であった．AHIは1.3回/時間であり，睡眠時無呼吸症候群は認めなかった．

最終診断　睡眠時遊行症
対応，今後の方針　まずは外傷防止のために，夜間は必ずチェーン・ロックをかけ本人が外に出て行けないようにしておくよう母親にアドバイスした[※1]．

　診断は睡眠時遊行症であること，大部分の症例は積極的な治療を行わなくても思春期までに軽減，消失すること[1,2]を本人，母親に説明した．また身体的疲労や睡眠不足は睡眠時遊行症の増悪因子になること[1]を説明し，できるだけサッカーの練習時間を減らし，睡眠時間を確保するようアドバイスした．中学3年時や高校入学時になってもエピソードが持続す

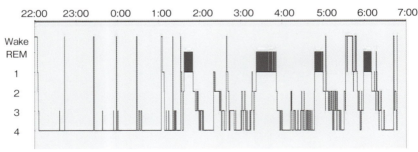

総睡眠時間：504.0分　　%Stage 1：3.3%
睡眠効率：95.5%　　　　%Stage 2：10.1%
覚醒時間：18.5分　　　　%SWS：70.7%
覚醒回数：12回
睡眠潜時：4.5分
REM潜時：207.0分

▲　**図**　本症例のビデオ音声同時撮影下PSGでの睡眠経過図
22～7時の約9時間の検査中，睡眠時遊行症を示すエピソードは出現しなかったが，徐波睡眠（slow wave sleep：SWS）からの覚醒が比較的多く，%SWSが70.7%と著しく増加しており，睡眠時遊行症の診断を支持する所見であった．

る場合には，徐波睡眠を減少させ，睡眠維持をよくするベンゾジアゼピン系薬剤が有効であるため，過度に心配しすぎないよう本人，母親に説明し，経過をみることとした．

経過 初診時のX年8月から約6ヵ月が経過したX＋1年2月に母親に電話連絡し患者の状態を聞いたところ，睡眠時遊行症のエピソードは月に1回程度に減っており，エピソード出現時も，歩くのは歩くが短い距離で布団に戻り，外に出ようとすることはなく，エピソードの程度も軽減していた．生活についてはサッカーの練習時間を減らし，睡眠時間は22〜6時までの8時間で，以前よりも1時間多く睡眠をとっているとのことであった．このため，引き続き経過をみることとした．

⊗ ここが着眼点！

※1▶ 夜間異常行動を主訴に受診した患者には，診断とともに，まずは外傷を負わせないような対応をアドバイスすることが重要である．

※2▶ PSGは，睡眠時遊行症の診断に必須ではないが，補助診断となり，患者の睡眠時遊行症の起こり方や増悪因子を理解するうえでも非常に有益である．

◉ 解 説 ◉

本症例の臨床的特徴は，典型的な睡眠時遊行症である．一般に睡眠時遊行症の有病率は小児で約17％であり，8〜12歳でピークに達し，小学校高学年以降は減少する[1]．しかし本症例では，4歳ごろに発症し，小学校高学年〜中学1年生にかけて，睡眠時遊行症のエピソードがむしろ増悪してきたため，母親が心配し，受診に至ったわけである．身体的・精神的疲労が増悪因子となり[1]，徐波睡眠段階の比率を比較的高める要素（睡眠不足など）があれば症状が出現しやすくなる[2]．本症例では過剰なサッカーの練習による睡眠不足が増悪因子の1つであると考えられ，PSG所見でも％SWSが70.7％と顕著に増加しており，普段の睡眠不足や身体的疲労を裏付ける所見であった．このため，サッカーの練習時間を減らし，睡眠時間を増やすよう指導した．その結果，6ヵ月後には睡眠時遊行症のエピソードは著しく軽減した．最後にビデオ音声同時撮影下PSGは睡眠時遊行症の診断に必須ではないが，補助診断となり，患者の睡眠時遊行症の起こり方や増悪因子を理解するうえでも非常に有益である※2．問診だけで睡眠時遊行症と診断できる場合でも，是非PSG施行をおすすめしたい．

※症例の記載にあたり，医学書に本症例（病歴や睡眠ポリグラフ検査所見を含め）を掲載してもよい旨の承諾を，2018年2月19日，保護者である母親から得た．また症例呈示においては，内容が大きく変わらない程度に一部改変し，個人が特定できないように配慮して症例記述を行った．

文 献

1) 土生川光成：睡眠時随伴症（parasomnia）．山寺 亘 編：初学者のための睡眠医療ハンドブック．診断と治療社，東京，pp52-56，2009
2) 神山 潤：ノンレム睡眠からの覚醒障害．日本臨牀71（増）：433-437，2013

（土生川光成）

第V章・B　睡眠時随伴症群

睡眠関連摂食障害はまれな疾患ではなく，本人の苦痛も強い

● 症例㉟ ●
▶ 20歳台，女性
▶ 夜間ものを食べてしまう

既往歴・家族歴　特記事項なし．

現病歴　1年ほど前から，仕事上のストレスによる不眠と，中途覚醒時にものを食べてしまう症状が出現するようになった．食べたことを覚えていることもあったが，うろ覚えのときもあった．近くのクリニックを受診したところ，不眠症といわれ睡眠薬を処方された．服薬したところ，眠っている間にそばやうどんを調理して食べ，その記憶もまったくないというエピソードが頻繁に起こるようになり，睡眠薬の服薬を中止した．調理することはなくなったが，ものを食べる行動は継続するため，当院睡眠障害専門外来を初診した．

診察・検査所見

入眠後2〜3時間に，冷蔵庫の中に入っている夕食の残り物や，お菓子を探し出して食べてしまう行動が出現する[※1]．食べたことはうっすらとは覚えているが，はっきりと覚えているほどではない．日によってはまったく覚えていないときもある．満腹状態で眠っても，同じように起こる．以上から

睡眠関連摂食障害を疑って，終夜PSGを実施した．ベッドサイドによく食べるお菓子を置いて実施したが，検査夜には摂食行動はみられなかった．総睡眠時間435.0分，入眠潜時46.0分，中途覚醒時間68.3分，stageN1 12.6%，stageN2 60.7%，stageN3 1.5%，stageR 17.0%，睡眠効率73.7%，覚醒反応指数28.4回/時間，AHI 3.6回/時間，周期性四肢運動指数49.2回/時間であった．

最終診断　PLMD，睡眠関連摂食障害[※2]

経過　PLMDに対してプラミペキソールを開始し，0.25 mgまで増量したところ，中途覚醒回数が減り，自覚的な不眠症状は消失した．しかし，夜間摂食行動は変わらなかった．そこで，トピラマート25 mg/日から併用開始した．50 mgにしたところ，炭水化物を食べることはなくなったが，フルーツを食べるということがみられた．100 mgに増量した後に，夜間の摂食行動はまったく消失した．

ここが着眼点！

[※1]▶ 睡眠関連摂食障害は，夜間睡眠中もしくは覚醒状態で食物の摂取を繰り返す疾患である．

[※2]▶ ほかの睡眠障害との併存や二次性に出現することも多く，睡眠薬，抗うつ薬，抗精神病薬などでも出現する．

● 解 説 ●

睡眠関連摂食障害では，夜間睡眠中無意識にものを食べたり飲んだりという行動を繰り返す．摂食行動中は覚醒が不十分なため，食用ではないものを食べてしまったり，調理中に怪我をしたりすることもある．また，翌朝に夜間の摂食行動を記憶していないことが多いが，部分的に記憶していることもある．ICSD-3では夜間睡眠から完全に目覚めた状態で摂食行動をし，食行動の記憶が完全なものは，夜間摂食症候群といい，睡眠関連摂食障害とは区別される[2]．しかし，この2つの疾患は合併することも多く，まったく別な疾患としてとらえるよりは，連続している疾患と理解するほうが妥当であるとする意見もある[3]．本症例は，

食行動を思い出せることもあったが，思い出せないあるいは想起が不十分なこともあった．この2疾患が連続しているという考えに基づくと，両者の中間で睡眠関連摂食障害寄りの状態，ともいえる．

睡眠関連摂食障害はほかの睡眠障害と併存ないし二次性に発症することがある．PLMD，睡眠呼吸障害，概日リズム睡眠・覚醒障害，などが挙げられ，こうした睡眠障害による夜間の不全覚醒時に睡眠関連摂食障害が出現する．本症例では，終夜PSGからPLMDと診断された．しかし，PLMDの治療でも夜間摂食行動は改善されず，両者が併存していると考えられた．

睡眠関連摂食障害が睡眠薬によって引き起こさ

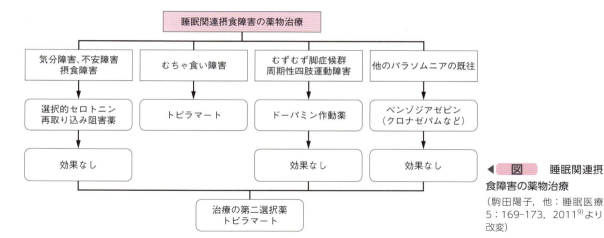

図 睡眠関連摂食障害の薬物治療
（駒田陽子，他：睡眠医療 5：169-173, 2011[9]より改変）

れることは，よく知られている．短時間型睡眠薬服薬中に症状が発現したとするケースが多く，なかでもゾルピデムによって引き起こされたとする報告が多い[4]．睡眠薬以外でも，抗コリン薬，抗うつ薬，抗精神病薬によって引き起こされることもある[5]．薬剤によって引き起こされる睡眠関連摂食障害は，ICSD-3の診断基準では，睡眠薬による睡眠時随伴症という診断に分類される．本症例は，睡眠薬によって，摂食行動が複雑になり，摂食行動を完全に健忘するようになった．しかし，睡眠薬服用前から摂食行動が認められていたため，睡眠薬で増悪した症例となる．

睡眠関連摂食障害の終夜PSG所見としては，ノンレム睡眠からの異常覚醒が認められる．検査中の摂食行動の確認をするため，ビデオモニタリングする．しかし，検査時に摂食行動が出現するとは限らないため，ベッド近くに普段患者がよく口にしている食べ物を置いておくとよい．

睡眠関連摂食障害に対する治療は，まだ確定したものがない．薬剤によって誘発されている場合には，原因薬剤の減量や中止を行う．睡眠不足，不規則な生活，喫煙や飲酒などが誘因となることがあるため，規則正しい生活，十分な睡眠の確保，禁煙や禁酒などの睡眠衛生指導を行う．また，ストレスが誘因と考えられる場合には，ストレスの軽減やストレスコーピングを高めるための指導などが必要になる．

薬物治療として，抗てんかん薬であるトピラマートが有効であったとする報告がある[6]．トピラマートの作用機序ははっきりしないが，食欲抑制作用などが想定されている．副作用として，体重減少，腎結石，知覚異常，見当識障害などの出現率が高いため注意を要する[7]．睡眠関連摂食障害に対して使用する場合には，保険適用外使用であること[8]と副作用などについての詳しい説明をする必要がある．治療アルゴリズムを図に示す[9]．

文　献

1) American Academy of Sleep Medicine：International Classification of Sleep Disorders, 3rd ed. Daignostic and Coding Manual. American Academy of Sleep Medicine, Darien, IL, 2014
2) Allison KC, Lundgren JD, O'Reardon JP, et al.：Proposed diagnostic criteria for night eating syndrome. Int J Eat Disord 43：241-247, 2010
3) Winkelman JW, Johnson EA, Richards LM：Sleep-related eating disorder. Handb Clin Neurol 98：577-585, 2011
4) Howell MJ, Schenck CH, Crow SJ：A review of nighttime eating disorders. Sleep Med Rev 13：23-34, 2009
5) Howell MJ：Parasomnias：An Updated Review. Neurotherapeutics 9：753-775, 2012
6) Winkelman JW：Treatment of nocturnal eating syndrome and sleep-related eating disorder with topiramate. Sleep Med 4：243-246, 2003
7) Winkelman JW：Efficacy and tolerability of open-label topiramate in the treatment of sleep-related eating disorder：a retrospective case series. J Clin Psychiatry 67：1729-1734, 2006
8) トピラマート（トピナ®）インタビューフォーム（www.info.pmda.go.jp/go/interview/1/230124_1139008C1020_1_004_1F）
9) 駒田陽子，井上雄一：睡眠関連摂食障害．睡眠医療 5：169-173, 2011

（亀井雄一）

第Ⅴ章・C 睡眠時随伴症群

夢に関連した異常言動—将来の神経変性疾患発症の可能性—必要な検査・治療と，長期的フォローは？

症例㊱
- 60歳台，男性
- 「熊に襲われる夢をみて妻を殴ってしまった」．夢に関連した異常行動を主訴に来院

既往歴・家族歴 X−5年 便秘，X−3年 前立腺肥大症．神経疾患の家族歴なし．

現病歴 元来真面目で温厚な性格．友人との旅行が趣味であった．X−5年ころから，妻に寝言や睡眠中の手足の動きを指摘されるようになった．本人は「知人と言い争いする夢をみていた」と述べた．次第に「殺すぞ！」など大声で叫び，手足を激しく動かすようになった．起き上がり何かと格闘する様子もあった．妻は本人の性格が変わったのかと心配するようになった．X年には，2日に1日は睡眠中に叫び声を認めるようになった．また，大声で叫んでいる最中に横で寝ていた妻を殴打することがあった．妻の呼びかけですぐに覚醒し，「熊に襲われる夢をみた」と振り返った．夢に関連した大声や行動などが持続してみられ，ベッドから転落したり，タンスに衝突したりすることもあった．本人は睡眠時の異常行動を懸念し，友人との旅行に行かなくなった．また妻は本人を恐れ，別室で寝るようになった．RBDと認知症についてのテレビ番組を視聴し，X年当院睡眠外来を受診した．

診察・検査所見 「睡眠中の異常行動があると神経の病気になると聞いた」と不安そうな表情で話す．5年前から，誰かと口論になる夢や，動物や強盗に襲われる夢をみるようになったと述べる．夢については詳細に記憶しているという．神経学的所見は異常なし．一般的な認知機能検査であるミニメンタルステート検査(mini mental state examination)は30点中30点であり，認知機能低下を疑う所見は認めなかった．

経過 <u>睡眠中の異常行動の確定診断に必須である終夜PSGを行った</u>※1．総睡眠時間375分，Stage N1 24%，N2 49%，N3 7%，REM 20%，AHI 1.2/時，PLMI 0/時であった．REM期に奇声を発し，上下肢を動かす様子がビデオで確認された．またREM期にオトガイ下筋電図の放電を認めた(RWA)．脳波では突発的異常波は認めなかった．

RBDと診断した．患者・家族には，性格ではなく脳幹と呼ばれる部位の不調でRBDの症状が起きていると説明した．ベッドからの転落やタンスへの衝突から，布団で寝ることを勧め，周囲のものを部屋から出しておくよう指導した．クロナゼパム0.5 mg眠前内服を開始後，大声で叫ぶことはなくなり，週に1日程度不明瞭な発語と，時に四肢をわずかに動かす場面を認める程度となった．さらに不快な夢をみなくなったという．なお，クロナゼパムの副作用である眠気の遷延やふらつきは認めなかった．症状の軽快により，友人との旅行にも行けるようになり，再び妻も同室で寝るようになった．

またRBDと神経疾患の関連について詳細な説明を希望されたため，患者・家族同席のうえ，α-シヌクレイン関連の神経変性疾患に進展するリスクが大きく，今後パーキンソン症状や認知機能低下を認める可能性があること，神経変性疾患への進行予防法は確立されていないことを説明した．同時に，全員が神経変性疾患に進展するわけではないことや，症状が出現しても早期の対応が可能であることを伝えた．患者は不安を覚えながらも理解を示した．以降，RBD症状は軽快して経過しているが，<u>パーキンソン症状などの症状変化の確認のため定期的な診察を行っている</u>※2．

最終診断 RBD

最終処方 クロナゼパム0.5 mg眠前

❌ ここが着眼点！

- ※1▶ 睡眠中の異常行動があれば，PSGを行う．REM without atoniaの確認が必要である．
- ※2▶ 薬物療法は奏効することが多い．神経変性疾患への進展についてのフォローがその後の診療の課題となる．

● 解 説 ● RBD診断確定後のフォローが重要！ 神経変性疾患発症リスクをどう伝えるか

RBDでは，夢に一致した言動が認められる．夢の内容は，恐怖感や怒りの感情を伴うものが多く，言動としては，大声で叫んだり四肢を動かしたり，激しい場合には立ち上がり殴りかかる動作をすることもある．またRBDは，パーキンソン病・レビー小体型認知症・多系統萎縮症などα-シヌクレインの関連した神経変性疾患(α-シヌクレイノパチー)の前駆症状として注目されている．

RBD への対応としてはまず，言動の激しさ・症状頻度から受傷の危険性を評価する（図）．症状を自覚しない場合もあり，家族からの聴取が必要である．寝室の環境調整を行い，必要であれば薬物治療を行う．寝室の環境調整は聴取を行い，寝室に電気スタンドや本棚など危険物があれば，除去する．行動化が激しくベッドから転落する場合は，布団に変える．ベッドパートナーが受傷する恐れがある場合は，寝室を別にすることを検討する．

なおも症状の激しさや出現頻度が高い場合には，薬物治療を開始する．クロナゼパムは8〜9割の症例で有効性が確認されており[1]，本邦では保険適用外であるものの，0.5 mg 眠前内服で始めることが多い．注意点は，眠気の遷延やふらつき，OSA の増悪である．これらがみられれば 0.25 mg に減量するか薬剤変更を検討する．反対に 0.5 mg で症状改善が乏しい場合，1.0 mg や 1.5 mg まで増量することがある．クロナゼパム以外の薬物治療としては，メラトニンやメラトニン受容体作動薬であるラメルテオンの有効性が報告されている．

なお，RBD は自然経過とともに症状の激しさや頻度が変動する．治療介入前の RBD 患者の発症後年数と症状頻度の関連についての報告によると，発症後 2〜8 年で症状頻度は増加するがその後減少する可能性が示されている[2]．このため薬物治療は長期的には漸減・中止が可能かもしれない．

RBD 患者が神経変性疾患に進展する割合は，174 例の後方視的研究によると，RBD 発症後 5 年で 33.1％，10 年で 75.7％，14 年で 90.9％とされる[3]．PSG で確認された RBD は，パーキンソン病発症において陽性尤度比 130 という報告もある[4]．このように，RBD 患者は将来的に α-シヌクレイノパチーに進展する危険性が大きい．疾患の告知やその後のフォローにおける注意点を述べる．

RBD の告知について定まった見解はない．2017年の Review では，患者の知る権利に配慮し，患者が何を話したいのか・どの程度詳細な情報を求めているのか・どの時点での説明を希望しているのか・患者の性格や不安の強さ・教育レベルに留意して説明を行うことを勧めている[5]．

筆者らは，RBD の診療を行うなかで，医師患者関係がある程度成立してから説明を行うのが望ましいと考える．神経変性疾患の進行予防法は確立されていないことを説明しつつも，全員が神経変性疾患に進展するわけではないことや，症状が出現しても早期の対応が可能であることを伝えるようにしている．患者・家族の理解や不安の強さを考慮した，心理面でのフォローも必要である．

また，RBD の治療経過中に自律神経症状や，パーキンソン症状，精神症状が出現・悪化することがある．薬物治療や認知行動療法などの対応が必要となるが，神経内科や精神科など専門医への紹介・相談を行うことが望ましい．

文　献

1) Aurora RN, Zak RS, Maganti RK, et al.：Best practice guide for the treatment of REM sleep behavior disorder（RBD）. J Clin Sleep Med 6(1)：85-95, 2010
2) Sumi Y, Matsuo M, Kadotani H, et al.：Changes in the symptom frequency of rapid eye movement sleep behavior disorder according to disease duration. Sleep Science and Practice 1：16, 2017
3) Iranzo A, Fernandez-Arcos A, Tolosa E, et al.：Neurodegenerative disorder risk in idiopathic REM sleep behavior disorder：study in 174 patients. PLoS One 9(2)：e89741, 2014
4) Fereshtehnejad SM, Montplaisir JY, Pelletier A, et al.：Validation of the MDS research criteria for prodromal Parkinson's disease：Longitudinal assessment in a REM sleep behavior disorder（RBD）cohort. Mov Disord 32(6)：865-873, 2017
5) Arnaldi D, Antelmi E, St Louis EK, et al.：Idiopathic REM sleep behavior disorder and neurodegenerative risk：To tell or not to tell to the patient? How to minimize the risk? Sleep Med Rev 36：82-95, 2017

（角　幸頼，松尾雅博，角谷　寛）

▲　図　RBD 患者の診療の流れ
診断には PSG が必要である．診断確定後，RBD 症状への対応を行うとともに，神経変性疾患への進展を考慮した疾患の告知やフォローアップが必要である．

抑肝散が奏功した典型的な特発性レム睡眠行動障害の70歳台男性例

症例㊲

▶70歳台男性，無職（老人ホームのボランティア，自治会役員）．
▶睡眠中大声をあげる，暴れる

家族歴 類症なし．

既往歴・常用薬 痛風発作と高尿酸血症のためアロプリノール100mgを内服．尿管結石．副鼻腔炎（手術2回）．

嗜好品 日本酒1合，週4日，50年．喫煙50年前に中止，カフェイン（コーヒー）1日2〜3杯．

睡眠歴 1日の睡眠時間7時間（23〜6時），規則的．JESS 7点，PSQIG 3点，BDI-II 8点，RBDSQ-J 9点．

現病歴 X-3年ごろから，隣で寝ている妻から就寝中に大声をだすと言われていた．殴り合う喧嘩（絡まれる，やめろよと言って殴る，足に絡みついてくるため蹴る）の夢をみたときに壁に腕をぶつけることがあった．就寝中にベッドから転落したことがあった．立ち上がる，歩くことはない．大声を出すこと・手を動かすことは月1〜2回，動作は年3〜4回．夢と行動の内容は連動し想起が可能で行動にて目覚める．時間帯は明け方．嗅覚の衰えを自覚している．便秘はしない．幻視はない．X年にかかりつけ医からの紹介で受診．

身体所見 身長165.0 cm，体重55.0 kg．血圧129/61 mmHg，脈拍49/分．頸部周囲径37 cm，腹囲75 cm，咽頭所見はMallampati score IV．胸部聴診では特記所見はなし．神経所見では特記所見はなく，MMSE 29点，UPDRS part III 3点であり，認知機能低下とパーキンソン症候は認めなかった．

検査所見 血液尿検査と心電図は正常範囲．^{123}I-MIBG心筋シンチグラフィにてH/M比（心縦隔比）が早期像1.87，後期像1.48（正常値2.2以上）であり心臓交感神経機能異常を認めた．頭部MRI & A：大脳白質の虚血性変化以外，特記所見なし．^{123}I-FP-CIT SPECT（Dopamine transporter imaging）にて両側線条体における集積は保たれ正常であった．PSG：全記録時間574.4分，総睡眠時間465.0分，睡眠効率81.0%，入眠潜時3.4分，レム睡眠潜時103.0分，入眠後中途覚醒時間106.0分，総睡眠時間あたりの睡眠段階の比率は，%Stage REM 12.7%このうちRWA 13.6%（総レム睡眠時間あたり），%Stage N1 14.0%，%Stage N2 72.6%，%Stage N3 0.8%，Arousal index 9.4/時，AHI 2.7/時，ODI3% 1.8/時，PLMS index 32.5/時（PLMS arousal index 0.1/時）であった．

経過 本人と家族へ外傷の防止のために寝室環境の整備と薬物療法を開始することを説明した．薬物療法は，漢方薬を希望され，**RBD症状に対する効果に乏しいときにはクロナゼパムに変更することを了解のもと，抑肝散2.5 gの就寝前の内服が開始**※1になった．抑肝散を毎日内服し，1ヵ月後の再診時には，夢をみることが減り，夢の内容も激しい暴力的な内容のものではなく，寝言や睡眠中の行動がなくなった．また，**レビー小体関連疾患などαシヌクレイノパチーの発症リスクも説明**※2し，神経所見の定期的フォローを継続することになった．なおPLMS index 32.5/時と周期性下肢運動がみられたが，PLMS arousalを伴わず，無症候であり経過観察とした．

最終診断 特発性RBD

治療 抑肝散2.5 g/1x就寝前

ここが着眼点！

※1▶ RBDに対する薬物療法にはクロナゼパムが第一選択であるが，抑肝散が有効な例があり，薬物療法の導入に消極的な例やOSAを併存する例では抑肝散の好適例と思われる．

※2▶ 中高年期に発症する特発性RBDは長期の経過観察でαシヌクレイノパチーを発症するリスクがあり[1,2]，正確な診断と患者への情報提供が重要である[3]．

解説　レム睡眠行動障害（RBD）に対し抑肝散が奏功する例がある

RBDは，夢が攻撃や恐怖に満ちた鮮明な内容で，これに対し防御・反撃する行動が特徴であり，睡眠時外傷の原因となる[1]．スクリーニング法に13項目の質問から成るREM sleep behavior disorder screening questionnaire日本語版（RBDSQ-J）（図）[4]があり，5項目以上を「はい」と回答した場合，probable RBDと判定される．RBDは，vPSGによりRWAあるいはREM behaviorが確認され

ることと，暴力的な内容の夢に伴う行動の病歴がみ
られることで確定診断となる[1]．PSG による RWA
の検出には，顎と脚のほかに腕の筋電図記録を追加
した方が，検出感度が高いことが報告されている[5]．

RBD と鑑別すべきものには，ノンレムパラソム
ニア，睡眠関連てんかん，OSA による異常行動
（RBD mimics），睡眠関連解離性障害，心的外傷
後ストレス障害，夜間せん妄などがある．ノンレ
ムパラソムニアは徐波睡眠からの覚醒障害であ
り，vPSG から容易に鑑別が可能である[1]．また，
RBD は周りの状況に対してではなく夢の中の行
動に伴うものであり，患者は通常閉眼し，ベッド
から離れることはまれであるが，ノンレムパラソ
ムニアでは開眼し，ベッドから外に出て歩くこと
がある[1]．睡眠関連てんかんは，発作のほとんど
がノンレム睡眠期に出現し，反復性で常同的であ
る[1]．夜間せん妄は意識の変容であり覚醒を促し
ても覚醒困難あるいは錯乱し夢と行動の内容の記
憶がないことで鑑別される．

ランダム化比較試験により検証されたエビデン
スレベルの高い RBD の治療はないが，AASM の
Best Clinical Practice Guideline[6]によると，環境
整備による外傷や事故の予防と薬物療法がある．
薬物療法には，クロナゼパム，抑肝散，メラトニ
ン（海外），プラミペキソール，アセチルコリンエ
ステラーゼ阻害薬などがある[6]．クロナゼパム
0.5～2 mg の就寝 30 分前の内服は 80～90％の患者
に有効であり，RBD の頻度と程度を減少させ夢の
内容にも変化がみられる[3]．半減期は 30～40 時間
であり，副作用には，過鎮静・持ち越し，錯乱，協
調運動障害，うつ，記憶障害があり，高齢者では転
倒，OSA の併存例では呼吸状態の増悪に注意する[6]．

抑肝散は，Shinno らが RBD に対し単剤または
クロナゼパム併用にて有効であることを最初に報
告した[7]．抑肝散の構成生薬は，柴胡，甘草，蒼
朮，茯苓，当帰，川芎，釣藤鈎であり，その作用
は，セロトニン神経系，グルタミン神経系，
$GABA_A$/ベンゾジアゼピン受容体複合体への関
与が報告され，中枢神経系全般，不安・興奮の抑
制などにより改善するとしている[8]．長期投与時
には，低カリウム血症，偽性アルドステロン症，
間質性肺炎などに注意が必要である[8]．

平成　　年　　月　　日

名前　　　　　　　年齢　　歳　　男・女

下記のいずれかに○をつけてから，回答をお願いします。

1. 自分自身だけで記入した。
2. 家族あるいはベッドパートナーと相談して記入した。

RBD スクリーニング問診票

質問	答え
1. とてもはっきりした夢をときどきみる。	はい・いいえ
2. 攻撃的だったり，動きが盛りだくさんだったりする夢をよくみる。	はい・いいえ
3. 夢をみているときに，夢の中と同じ動作をすることが多い。	はい・いいえ
4. 寝ているときに腕や足を動かしていることがある。	はい・いいえ
5. 寝ているときに腕や足を動かすので，隣で寝ている人にケガを負わせたり，自分がケガをしたりすることもある。	はい・いいえ
6. 夢をみているときに以下の出来事が以前にあったり，今もある。	はい・いいえ
6.1 誰かとしゃべる，大声でどなる，大声でののしる，大声で笑う。	はい・いいえ
6.2 腕と足を突如動かす/けんかをしているように。	はい・いいえ
6.3 寝ている間に，身振りや複雑な動作をする。（例：手を振る，挨拶をする，何かを手で追い払う，ベッドから落ちる）	はい・いいえ
6.4 ベッドの周りの物を落とす。（例：電気スタンド，本，メガネ）	はい・いいえ
7. 寝ているときに自分の動作で目が覚めることがある。	はい・いいえ
8. 目が覚めた後，夢の内容をだいたい覚えている。	はい・いいえ
9. 眠りがよく妨げられる。	はい・いいえ
10. 以下のいずれかの神経系の病気を，以前患っていた，または現在患っていますか。（例：脳卒中，頭部外傷，パーキンソン病，むずむず脚症候群，ナルコレプシー，うつ病，てんかん，脳の炎症性疾患）	はい・いいえ

▲　図　レム睡眠行動障害スクリーニング質問票日本
　　　　語版（RBDSQ-J）

(Miyamoto T, et al.：Sleep Med 10(10)：1151-1154,
2009[4]より引用して改変)

文　献

1) American Academy of Sleep Medicine：International classification of sleep disorders, 3rd ed. American Academy of Sleep Medicine, Darien, IL, pp246-253, 2014
2) Högl B, Stefani A, Videnovic A：Idiopathic REM sleep behaviour disorder and neurodegeneration-an update. Nat Rev Neurol 14(1)：40-55, 2018
3) Vertrees S, Greenough GP：Ethical considerations in REM sleep behavior disorder. Continuum (Minneap Minn) 19(1 Sleep Disorders)：199-203, 2013
4) Miyamoto T, Miyamoto M, Iwanami M, et al.：The REM sleep behavior disorder screening questionnaire：validation study of a Japanese version. Sleep Med 10(10)：1151-1154, 2009
5) Frauscher B, Iranzo A, Gaig C, et al.：Normative EMG values during REM sleep for the diagnosis of REM sleep behavior disorder. Sleep 35(6)：835-847, 2012
6) Aurora RN, Zak RS, Maganti RK, et al.：Best practice guide for the treatment of REM sleep behavior disorder (RBD). J Clin Sleep Med 6(1)：85-95, 2010. Erratum in：J Clin Sleep Med 6(2)：table of contents, 2010
7) Shinno H, Kamei M, Nakamura Y, et al.：Successful treatment with Yi-Gan San for rapid eye movement sleep behavior disorder. Prog Neuro-psychoph 32(7)：1749-1751, 2008
8) 宮本雅之，宮本智之：レム睡眠行動異常症の漢方治療．漢方と最新治療 24(1)：45-52, 2015

（宮本雅之，宮本智之）

第Ⅴ章・E　睡眠時随伴症群

重症閉塞性睡眠時無呼吸を併存した特発性レム睡眠行動障害の70歳台男性例

● 症例㊳ ●
- 70歳台男性
- 夜眠っているときに暴れる夢をみて物を殴ったり蹴ったりする

家族歴　類症なし．

既往歴　高血圧，脂質異常．甲状腺機能亢進症（40歳台，改善），大腸ポリープ切除（X-3年）．

現病歴　50歳台から<u>いびきと睡眠時呼吸停止を指摘されていた</u>※1．X-3年から寝言，X-2年ごろから相手に攻撃されそうな夢をみて，大声をだす，怒鳴る，腕を動かす，物を叩く，蹴ることがあった．夢の中のことを演じており，これがエスカレートして行動化した．酷いときは，相手とサッカーをしている夢をみてガラスを蹴って割ったことがあった．頻度；寝言はほぼ毎日，腕や脚を動かすことは週1～2回あった．X年に上記を主訴で初診．

常用薬　ディオバン® 80 mg，コニール® 2 mg，メバロチン® 10 mg．

嗜好品　飲酒はビール1日350 mL，週6日．喫煙は過去に20本/日を20年間（20～40歳），コーヒー1日2杯．

睡眠歴　1日の睡眠時間7時間（21～5時）．PSQIG 3点，JESS 3点，RBDSQ-J 9点．

身体所見　身長172.0 cm，体重72.0 kg（BMI 24.3 kg/m²）．血圧132/82 mmHg，脈拍数61/分，頸部周囲径39 cm，腹囲94 cm．胸部聴診：特記所見なし．口腔内所見はMallampati score IV，長口蓋垂を認めた．<u>神経所見では，認知機能低下やパーキンソン症候はなかった（それぞれMMSE 29点，UPDRS part III 0点）が，嗅覚識別能低下と便秘を認めた</u>※2．

検査所見　血液尿検査，心電図は正常範囲であった．<u>¹²³I-MIBG心筋シンチグラフィにてH/M比（心縦隔比）が早期像1.74，後期像1.48（正常値2.2以上）で，心臓交感神経機能異常を認めた</u>※2（図）．頭部MRI & A では特記所見を認めなかった．PSG：全記録時間489.0分，総睡眠時間235.0分，入眠潜時0分，レム睡眠潜時186.0分，睡眠効率48.1％，入眠後中途覚醒時間253.0分，Arousal index 70.2/時．睡眠段階の総睡眠時間あたりの比率は，%Stage N1 59.4％，%StageN2 25.7％，%Stage N3 0.4％，%Stage R 14.5％でRWAが検出された．AHI 49.3/時（OSAI 21.4/時，MSAI 13.0/時，CSAI 6.4/時，HI 8.4/時），ODI3% 34.0/時，PLMS index 10.5/時であった．

経過　本人と家族への説明：特発性RBDに重症OSAを併存した例であると説明した．OSAの呼吸イベントによる睡眠の不安定化（分断化）がみられると背景に存在するRBDの増悪因子となりうる．治療は，まず重症OSAに対しCPAP療法を行うこと，またOSAが改善してもRBDによる症状が残存するときは薬物療法を併用することを説明した．

経過　OSAに対しAuto CPAP療法を開始．CPAPの使用状況は良好であり，治療開始後は時々寝言を認めるのみで治療前にみられた悪夢に伴う異常行動を認めることはなく，投薬なしでCPAP療法のみで治療を継続中である．初診から約9年を経過した現在，幻視を訴えるようになり，レビー小体型認知症の早期症候の可能性を念頭に経過観察中である．

最終診断　OSA重症，特発性RBD

治療　CPAP療法

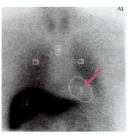
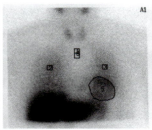

A．70歳台男性（本症例）　B．60歳台男性（正常例）
　H/M比（後期像）1.48　　　H/M比（後期像）3.11

▲ **図**　¹²³I-MIBG心筋シンチグラフィ
Aは本症例であり，心筋における¹²³I-MIBGの集積低下（→）を認めた．Bは正常例であり，心筋における¹²³I-MIBGの集積が認められる．

🔍 ここが着眼点！

※1▶ 夜間の異常行動には，RBDSQ-J¹⁾によるRBDのスクリーニングと，OSAのスクリーニングも行う．
※2▶ OSAの呼吸イベントによるRBD mimics（RBD擬似病態）と，特発性RBDとOSAの併存例を鑑別するためには，αシヌクレイノパチーでみられる症候の有無を確認すること．

◉ 解 説 ◉ 中高齢者の特発性 RBD には OSA を併存することがある

OSA と RBD はいずれも中高齢者において有病率の高い睡眠関連疾患であり，両者の病態の併存はよく経験する[2,3]．OSA は，RBD における夢の行動化（dream-enacting behavior）の誘因となりうる[2,3]．RBD に対する治療薬のクロナゼパムは特に未治療の重症 OSA 例では睡眠中の呼吸状態の悪化を避けるためにも慎重投与が必要であること，また重症 OSA 例は，脳卒中や心血管疾患などの血管リスク因子の 1 つとしても重要であることから，CPAP 療法が第一選択となる．

中高齢者にみられる RBD は，レビー小体病（パーキンソン病，レビー小体型認知症）や多系統萎縮症のような α シヌクレイノパチーのハイリスク群である可能性を考慮する必要がある[4]．OSA の呼吸イベントに伴い RBD 擬似病態（RBD mimics）を認めることがあり[5,6]，本例のように特発性 RBD と重症 OSA との併存例では RBD mimics との鑑別が重要である．

特発性 RBD では，パーキンソン病（Parkinson's disease：PD）の非運動症状である嗅覚識別能低下，自律神経障害（便秘，起立性低血圧および心臓交感神経機能異常），軽度の認知機能低下や PD の診断基準を満たさない軽微な運動症候がみられることがあり，RBD とともに α シヌクレイノパチーの早期徴候として重要である[4]．OSA に特発性 RBD を併存する例と OSA による RBD mimics の鑑別には，これらの症候を捉えることが重要である[2,6]．本例では嗅覚識別能低下，便秘，心臓交感神経機能異常がみられ，α シヌクレイノパチーを背景とする RBD に重症 OSA を併存する例と考えられた．2017 年に発表されたレビー小体型認知症の臨床診断基準において，RBD と指標的バイオマーカーとして RWA，および心臓交感神経機能異常がそれぞれ中核的特徴と同等に位置づけられた[7]．また，PD において[123]I-MIBG 心筋シンチグラフィにて心臓交感神経機能異常を示唆する所見がみられるが，Orimo らの病理学的検討からその背景にはレビー小体病理の存在が示唆されている[8]．特発性 RBD における[123]I-MIBG 心筋シンチグラフィによる心臓交感神経機能は PD と同様に低下していることが報告されており[9]，OSA による異常行動（RBD mimics）と，RBD と OSA の併存例の鑑別には，[123]I-MIBG 心筋シンチグラフィが有用であることが示されている[6]．

さらに，本例は，睡眠関連疾患に対する治療とともに，血管リスク管理のみならず，α シヌクレイノパチーのハイリスク群として約 9 年間経過をみてきたが，最近，幻視が出現してきたことから今後，レビー小体型認知症の発症に注意してみていく必要がある．

文 献

1) Miyamoto T, Miyamoto M, Iwanami M, et al.：The REM sleep behavior disorder screening questionnaire：validation study of a Japanese version. Sleep Med 10(10)：1151-1154, 2009

2) Bugalho P, Mendonça M, Barbosa R, et al.：The influence of sleep disordered breathing in REM sleep behavior disorder. Sleep Med 37：210-215, 2017

3) Gabryelska A, Roguski A, Simpson G, et al.：Prevalence of obstructive sleep apnoea in REM behaviour disorder：response to continuous positive airway pressure therapy. Sleep Breath. doi：10.1007/s11325-017-1563-9, 2017

4) Högl B, Stefani A, Videnovic A：Idiopathic REM sleep behaviour disorder and neurodegeneration- an update. Nat Rev Neurol 14(1)：40-55, 2018

5) Iranzo A, Santamaria J：Severe obstructive sleep apnea/hypopnea mimicking REM sleep behavior disorder. Sleep 28(2)：203-206, 2005

6) Miyamoto T, Miyamoto M, Suzuki K, et al.：Comparison of severity of obstructive sleep apnea and degree of accumulation of cardiac 123I-MIBG radioactivity as a diagnostic marker for idiopathic REM sleep behavior disorder. Sleep Med 10(5)：577-580, 2009

7) McKeith IG, Boeve BF, Dickson DW, et al.：Diagnosis and management of dementia with Lewy bodies：Fourth consensus report of the DLB Consortium. Neurology 89(1)：88-100, 2017

8) Orimo S, Uchihara T, Nakamura A, et al.：Axonal alpha-synuclein aggregates herald centripetal degeneration of cardiac sympathetic nerve in Parkinson's disease. Brain 131 (Pt 3)：642-650, 2008

9) Miyamoto T, Miyamoto M, Inoue Y, et al.：Reduced cardiac 123I-MIBG scintigraphy in idiopathic REM sleep behavior disorder. Neurology 67(12)：2236-2238, 2006

（宮本雅之，宮本智之）

第Ⅴ章・F　睡眠時随伴症群

入眠時に爆発音と閃光を自覚した症例

● 症例㊴ ●
▶50歳台後半，男性
▶寝入った直後に爆発音があり，以後，入眠が怖い

既往歴　神経疾患や耳鼻科疾患の既往はない．終夜酸素飽和度の所見から睡眠時無呼吸症候群を疑われたことがある．

併存疾患　Ⅱ型糖尿病，脂肪肝．

現病歴　X年9月，深夜に帰宅し未明に居間で寝入った直後に一瞬の激烈な高い音と閃光を自覚し，短時間動けなかった．それ以後，深夜の疲労と入眠を避け，夜は早くに就寝して早朝に覚醒した．X年10月に自ら睡眠専門医療施設を受診した．

診察・検査所見　多忙な会社員として機器の品質管理に従事する．BMIは26.7．飲酒は週1回．睡眠時間帯は平休日とも22〜4時と前進し，午睡はしない．ESSは4点で金縛りがまれにある．

体験は1回のみで「キー，ガシャーン，シンバル音などが混ざった音」と「白色の閃光が視野全体に広がる」が1秒ほどあり，痛みや熱感，臭気はなかった[※1]．その後に耳鳴りがあり，体を動かせず唸った．患者は体験を詳述して「爆弾が破裂したかと思った」と述べた．

経過　発症から半年間の経過中に入出眠時の特異な知覚体験の再発はないが，**「寝入りが不安定になりそうな状況」では入眠を避けて横臥する**[※2]．PSGは自身の安定を待って受けると語った．

最終診断　頭内爆発音症候群（表）

最終処方　なし

▼　**表**　頭内爆発音症候群の診断基準（基準A〜Cを満たす）

> A. 覚醒から睡眠への移行期，あるいは夜間に目が覚める際に，頭内で突然大きな騒音や爆発感がすると訴える．
> B. 患者は，この現象の後に突然の覚醒を体験し，しばしば恐怖の感覚を伴う．
> C. この体験が，顕著な痛みの訴えを伴うことはない．

(American Academy of Sleep Medicine 著，日本睡眠学会診断分類委員会 訳：頭内爆発音症候群．睡眠障害国際分類第3版．ライフ・サイエンス，東京，p195，2018[1])

ここが着眼点！

※1▶　診断は問診による．通常は知覚体験に限定され身体的な続発症がない良性疾患であると伝える．

※2▶　爆発音の体験後，就寝時に不安を自覚したり睡眠を避けることがある．

● 解　説 ●

　本症は爆発音などと形容される奇妙な感覚が覚醒─睡眠か，睡眠─覚醒移行期に自覚されることで特徴づけられ，閃光や筋攣縮，恐怖を伴うことがある．

　睡眠中に行動または複雑な知覚体験をする病態を睡眠時随伴症（パラソムニア）と称し，ノンレム睡眠関連，レム睡眠関連，その他に下位分類されるが本症は「その他」に属する．なお，睡眠─覚醒移行期に出現する一過性運動に睡眠時ひきつけ（びくつき）（hypnic jerks または sleep starts）があるが，頭内爆発音症候群はその知覚体験版にたと

えられ，感覚性睡眠時ひきつけ（びくつき）（sensory sleep starts）ともいわれる．体験の持続時間は数秒であり，回数はさまざまであるが，症状が反復すると不安の結果として不眠に繋がる[1]．

　診断は問診での病歴と他の障害の除外による．痛みが主症状でないことから頭痛が除外され，睡眠時のパニック発作からの覚醒では音は知覚しない．てんかんの単純部分発作とは病歴と脳波ないしvPSG所見から鑑別される．なお，受診に至る過程および関係者がこの病名を知りうるか否かも問題である．本症例では患者自ら本症を疑い，学

術論文の筆者が所属した診療科にアクセスして受診に至った．他の自験例は「病院で(爆発音の)症状を話したら鼻先で笑われたのでそれ以来口にしません」と語った．患者の多くは受診しないか，一部は脳卒中や耳鳴りを疑って脳外科や耳鼻咽喉科に受診すると思われる．

本症の症例報告によると性差として女性は男性の1.5倍であり，発症年齢の中央値は54歳であること，慢性の経過はありうるが挿話性ないし散発性とされる．また，爆発音以外の随伴症状として恐怖と閃光が高頻度であった[2]．

近年の米国大学生を対象とした疫学調査では18%が頭内爆発音を経験し，そのほとんどは反復性であり，孤発性睡眠麻痺のケースにおいては頻度が倍増した[3]．本症と診断された49例では頻脈，恐怖，筋のびくつきや重症例で呼吸困難が随伴し，27%に視覚症状を認め，体験は複雑，多感覚的であると報告された[4]．

本症例では聴覚と視覚の体験があり，1回のみであったが睡眠への恐怖と回避行動が続発した．ただし症状は未明に発生し随意運動ができなかったことからレム睡眠時に認められる睡眠時随伴症である反復性孤発性睡眠麻痺に顕著な幻覚体験が伴った可能性は否定できない．ICSD-3では頭内爆発音症候群の症状が出現する睡眠段階を覚醒とノンレム睡眠との移行期と記述する一方で「その他」のパラソムニアに分類され，整合性にかける．

今後は症状出現時の睡眠段階に基づいて診断分類が整理されるかもしれない．

有効な治療法は確立されていないが，文献的には抗てんかん薬，三環系抗うつ薬，カルシウム拮抗薬による薬物療法のほか，疾病教育や併存する他の睡眠障害の治療での有効例が報告されている．関谷らは耳鳴りに伴う頭内爆発音症候群の4症例を報告し，睡眠が関連する中枢聴覚路の一時的な反応性異常が本症の原因となる可能性に言及している[5]．睡眠時随伴症は脳領域ごとの覚醒度が解離する結果生じると考えられ，本症は自然寛解が期待されるものの経過においては恐怖と睡眠への抵抗に注意が払われるべきであろう．

文　献

1) American Academy of Sleep Medicine　著，日本睡眠学会診断分類委員会　訳：睡眠障害国際分類第3版．ライフ・サイエンス，東京，2018

2) Frese A, Summ O, Evers S：Exploding head syndrome：six new cases and review of the literature. Cephalalgia 34(10)：823-827, 2014

3) Sharpless BA：Exploding head syndrome is common in college students. J Sleep Res 24(4)：447-449, 2015

4) Sharpless BA：Characteristic symptoms and associated features of exploding head syndrome in undergraduates. Cephalalgia 38(3)：595-599, 2018

5) 関谷健一，関谷芳正，加藤有加，他：頭内爆発音症候群(Exploding head syndrome)の4症例．Audiology Japan 56(5)：687-688, 2013

（今井　眞）

第Ⅴ章・G　睡眠時随伴症群

精神疾患治療中に生じる
夜間の異常行動に対処する

● 症例⑩ ●
▶30代，女性
▶夢を度々みる，
　寝言で暴言を吐く

既往歴・家族歴　特になし．

現病歴　X−2年，職場の問題や家庭のトラブルなどが重なり，不安や焦りを強く感じるようになった．寝つきが悪くなり，食欲不振，体重減少も目立つようになったため，その年に他院受診，うつ病の診断で約3ヵ月の任意入院となった．薬物療法としては三環系抗うつ薬（tricyclic antidepressant：TCA），カルバマゼピン，ベンゾジアゼピン系抗不安薬，ベンゾジアゼピン受容体作動性睡眠薬などが開始されたが症状は変わらず，退院後はリストカットなどを繰り返すようになった．X年，本人の希望により当科に転医，通院治療を開始した．当科初診時も抑うつ気分，不眠，意欲低下などが認められたが，症状と経過に主として関与しているのは本人の持続的な内的葛藤と判断し，気分変調症（ICD−10　F34.1）と診断，認知行動療法を含む精神療法を主体とし，薬物療法は補助的な位置づけとして整理を行い，エチゾラム，フルボキサミン，ゾルピデム，フルニトラゼパムなどを継続とした．その後，徐々にではあるが症状は安定に向かい始めていた．

X+4年，心理的負荷と関連して消長していた舌痛に対してミルタザピン15mgを開始，2週後に30mgに増量した．その後毎晩悪夢で目覚めるようになった[※1]，眠っている間に大声で暴言を吐くらしいと本人が電話で担当医に相談してきた．

診察・検査所見　パートナーから詳細な情報を得てこれを整理した．夜間異常行動は2種類あり，24時くらいに一旦入眠し，明け方に大声で怒鳴ったり，演説を始めたりするが，声をかけるとすぐに我に返って「夢をみていた」[※2]というパターンと，3時くらいに起きだしキッチンに行って食べ物を漁る行動が出現，声をかけても止めないというパターンであった．一晩に現れるのはどちらか一方で，本人は暴言と夢内容の関係や，夜間過食については部分的な想起が可能[※2]であった．薬剤による睡眠時随伴症を疑い，ミルタザピン中止とし，本人の不安を考慮してクロナゼパム0.5mg眠前服用を併せて指示したところ上記行動は消失，その後クロナゼパムも中止したが，症状が再度出現することはなかった．

最終診断　薬物または物質による睡眠時随伴症

最終処方　原因と考えられた薬剤の中止

🔍❌ ここが着眼点！

※1▶ 夜間異常行動が始まった時期に近接した出来事（薬剤変更，ストレスフルなライフイベントなど）を確認し，時間的因果関係の有無を把握する（診断の際は※2を先に行う）．

※2▶ 夜間異常行動の詳細を把握する．異常行動と夢見との関連性，動作の速さ，覚醒の容易さ，異常行動の想起などに着目し，せん妄などと鑑別する．

◯ 解　説 ◯ 睡眠時異常行動はせん妄とは限らない

精神科治療中の薬剤による睡眠時随伴症は，せん妄ないし治療中の疾患に関連した症状と捉えられ，見逃されているケースが少なからずある．しかし，潜在していた睡眠関連呼吸障害や睡眠関連運動障害を発見したり，将来の神経変性疾患発症を予想する契機となることもある．このため，薬剤による睡眠時随伴症と判断したら原因薬剤の中止とともに，ケースに応じた精査を行うことが望ましい．通常の睡眠時随伴症と同様，睡眠てんか

んなどとの鑑別も重要である．

本症例では，RBDや睡眠関連摂食障害（sleep related eating disorder：SRED）でみられる症状が重なって出現していたと考えられ，時間的関連から発症にはミルタザピンが関与したと判断した．

薬剤が惹起したRBDについては，古くは1881年のLasegue C（1881）に始まり，Gross MM（1966）の報告など，アルコール離脱時のRBDが知られている．また，メプロバメート（Tachibana M［1975］），ニトラ

ゼパム中毒離脱時についても報告がある(Sugano[1980]).1970〜1980年代はTCAにより惹起されたRBDの報告や研究が相次いで発表された(Passaunant P [1972], Guilleminault C [1976], Besset A [1978][1], Bental E [1979], Shimizu T [1979]など).このころは抗コリン薬によるRBDの報告などもあり,(Atsumi Y [1977]),TCAによるRBDは主にその抗コリン作用が強く関連すると考えられていた.

しかし,90年代に入って選択的セロトニン再取り込み阻害薬(selective serotonin reuptake inhibitor:SSRI)であるフルオキセチン(Schenck CH [1992])[2],セロトニン・ノルアドレナリン再取り込み阻害薬(serotonin and norepinephrine reuptake inhibitor:SNRI)ベンラファキシン(Schutte[1996], Winkelman JW [2004])に起因するRBDの報告が増加,PSG上でSSRIやSNRI投与に関連してRWAの増加が観察されたとの報告も含まれている.ノルアドレナリン作動性特異的セロトニン作動性抗うつ薬(noradrenergic and specific serotonergic antidepressant:NaSSA)であるミルタザピンについても,Onofrj M(2003)などの報告[3]があり,抗コリン作用の弱い,ないし欠如した抗うつ薬によってもRBDが起きたという報告が蓄積されつつある.

本症例ではRBD症状とSRED症状の出現と消褪は軌を一にしていたが,REM期の睡眠時随伴症とNREM期の睡眠時随伴症が同時に存在するParasomnia overlap disorder(POD)については,特発性ないし2次性のRBDと覚醒障害の症状が同時に存在する33症例の報告[4]などがある.

参考までに,薬剤による睡眠時遊行症(sleep walking:SW)の症例も提示しておく.炭酸リチウムに関連したSWの報告は以前から散見される[5]が,RBDと比較して異常行動の内容と夢見との関連性,動作の速さ,覚醒の容易さ,異常行動の想起などの点に違いが認められる.

【症例】 50代,男性.主訴は夜中寝ぼけて歩き回る(周囲より).X-11年,父の死を契機として軽躁状態が出現,以後うつ病相,躁病相を繰り返すようになり,2回の他院入院歴がある.通院しながら仕事は続けていたが,X年春より多弁,早朝覚醒,濫費,易怒性が目立つようになり,双極性感情障害(F31.4)の診断で当科治療を開始,X+1年1月に医療保護入院となる.ハロペリドール静脈内注射,リスペリドン経口投与を開始し,症状は軽快傾向をみせたが,アカシジアが出現,治療に反応に乏しく,主剤をゾテピンおよびリチウムに変更したところ,「夜間に寝ぼけて歩き回っている」と同室者からの報告が相次ぐようになった.

夜間の異常行動はパターンが決まっており,入眠は速やかだが2〜3時間経って夜中に起きだし,目的が不明な一連の行動が出現した後自床に戻り,布団にもぐって寝てしまうというものであった.行動の内容は同室の患者の床頭台を開けて,2回中を覗き込みしばらく佇む,他患の枕を自床に持ち込むなどであった.動作は緩慢で興奮している様子はみられなかった.翌朝,本人に確認したが,夜間の行動は想起できなかった.脳波を施行したが,てんかん性脳波異常などは認められなかった.

夜間の異常行動が薬剤変更後より出現した経緯も踏まえて,薬剤によるSWを考え,主剤を炭酸リチウムからカルバマゼピンに変更したところ,上記の夜間異常行動は消失した.

このほかに,抗認知症薬であるコリンエステラーゼ阻害薬による悪夢障害なども精神科治療薬による睡眠時随伴症として留意しておきたい.

文献

1) Besset A : Effect of antidepressants on human sleep. Adv Biosci 21 : 141-148, 1978
2) Schenck CH, Mahowald MW, Kim SW, et al. : Prominent eye movements during NREM sleep and REM sleep behavior disorder associated with fluoxetine treatment of depression and obsessive-compulsive disorder. Sleep 15(3) : 226-235, 1992
3) Onofrj M, Luciano AL, Thomas A, et al. : Mirtazapine induces REM sleep behavior disorder(RBD)in parkinsonism. Neurology 60(1) : 113-115, 2003
4) Schenck CH, Boyd JL, Mahowald MW : A parasomnia overlap disorder involving sleepwalking, sleep terrors, and REM sleep behavior disorder in 33 polysomnographically confirmed cases. Sleep 20(11) : 972-981, 1997
5) Charney DS, Kales A, Soldatos CR, et al. : Somnambulistic-like episodes secondary to combined lithium-neuroleptic treatment. Br J Psychiatry 135 : 418-424, 1979

(金野倫子)

第VI章

睡眠関連運動障害群

VI

第Ⅵ章・A　睡眠関連運動障害群

問診が診断の鍵になる睡眠障害

● 症例㊶ ●
▶ 60歳台後半，女性，無職
▶ 夜よく眠れない
▶ 日中に眠気がある

既往歴　腎癌，脳梗塞，変形性膝関節症，気管支喘息．
家族歴　特になし．
現病歴　家族の介護のため睡眠のリズムが崩れがちであった．夜眠れず，日中に眠くなるため当科を受診．家族からいびきを指摘されていた．また，脚の症状について訊いてみたところ※1，踵のあたりがいつも冷たく，夜になると脚がピリピリ※2してくるが，脚を動かすと多少まぎれるということであった．
診察・検査所見　身長151.1 cm，体重62.6 kg，BMI 27.4.
　携帯型装置によるPSGではAHIが7.1，3%以上のSpO$_2$低下指数（oxygen desaturation index：ODI）が20.8であった．
　The international restless legs syndrome study group（IRLSSG）によるRLSの診断基準[1]の4項目（1. 不快な下肢の異常感覚に伴って，脚を動かしたいという強い欲求が起きる．2. 症状が，寝ている状態や座ったりしている状態で始まる，あるいはひどくなる．3. 症状は，体を動かすことによって改善，または治まる．4. 症状は，日中より夕方から夜間にかけて強くなる）を満たしておりRLSと診断した．International restless legs syndrome rating scale（IRLS）では21/40点（重症）であった．RLSに加えて睡眠関連呼吸障害の疑いもあるため，1泊入院による標準型のPSGを実施した．向精神薬などの服用はなかった．
　血液検査では，血清鉄：102 μg/dL（基準範囲：40〜162 μg/dL），UIBC：189 μg/dL（基準範囲：159〜307 μg/dL），フェリチン：107 ng/mL（基準範囲：12〜60 ng/mL）であった．ほかの血液検査項目で特記すべき所見はなかった．
　PSGの結果（図）は総覚醒反応指数（ArI）が16.9とやや高く，睡眠の分断化が観察された．AHIは2.9，ODIは2.2で正常範囲であり睡眠関連呼吸障害は認められなかった．PLMSが343回（指数：54.4）あり，入眠前の覚醒時にも認められた．
経過　PSGの所見からもRLSと診断されたため，プラミペキソール0.125 mgを就寝2〜3時間前に服用するように処方した．服薬によりRLS症状は軽減している．
最終診断　RLS

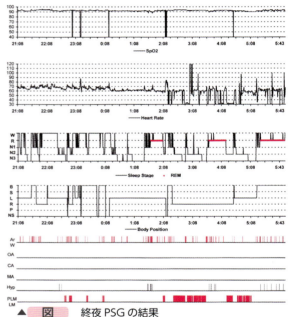

▲ **図　終夜PSGの結果**
記録は上から動脈血酸素飽和度（SpO$_2$），心拍数，睡眠段階，体位，各イベント（Ar：覚醒反応，OA：閉塞性無呼吸，CA：中枢性無呼吸，MA：混合性無呼吸，Hyp：低呼吸，PLM：周期性下肢運動，LM：下肢運動）

🔍 ここが着眼点！

※1▶ 患者自身が症状を自発的に訴えることはまれであり，問診で医療者が訊かないことには診断できない．
※2▶ 感覚異常の形容は必ずしも「むずむず」とは限らない．また，出現部位も脚だけとは限らない．

● 解　説 ●

1. 概要
　ICSD-3[2]でのRLSの診断基準は，表のとおりである．RLSは感覚運動性の障害で，四肢を動かしたいという，抵抗できないほど強い衝動を訴える

のが特徴である．こうした動かしたいという衝動に随伴して，四肢の深部の不快な感覚異常（むずむずする，ひりひりする，ピリピリする，チクチクする，火照る，痛む，何とも言えない嫌な感じ，など）が必ずではないがよく認められる．

診断基準のA1〜3はRLSの異常感覚の特徴を表したものであり，安静時に増悪，動かすと軽減，日中よりも夕方〜夜間に優勢に出現，といった特徴が認められる．RLSはRLSと類似したほかの病態と鑑別する必要がある（診断基準B）．RLSはその症状によって多大な苦痛，睡眠障害，日中の機能障害が引き起こされている場合に臨床的な問題となる（診断基準C）．

また，周期性四肢運動（PLM）という特徴的な運動性の表出が睡眠時（PLMS）や休息中の覚醒状態（PLMW）で認められることがある．

RLSの有病率は欧州や北米では5〜10％とされているが，アジア諸国ではこれよりも低いと考えられている．有病率は男性に比べて女性で約2倍高い．一般的に加齢とともに多くなるとされている．

2. 病理と病態生理

脳内での鉄欠乏，中枢神経系のドパミン調節，遺伝がRLSの病態生理における一次的な要因と考えられている．

そのほかに，薬物（抗ヒスタミン薬，ドパミン受容体拮抗薬，抗うつ薬など），妊娠，慢性腎不全，長引く不動状態などが誘因となる．

また，虚血性心疾患などの心血管病，脳卒中との関連が指摘されている．PLMSに伴う反復性の心拍数や血圧の変動（サージ）が関係しているのではないかと考えられている．

3. 他覚的所見

PSGはRLSの評価に関してルーチンで行われる検査ではないが，RLSの場合，睡眠潜時の延長と覚醒反応指数の増加とが常に認められるため，PSG検査によってRLSにおける他覚的な睡眠異常が明らかになる．成人のRLSでは一夜のみの記録の場合，PLM指数5以上が70〜80％の患者で認められ，複数夜の記録では90％以上に認められる．

4. 治療

誘因になるような薬物が投与されている場合はその中止や調整を行う．鉄欠乏があるときは経口鉄剤による鉄分の補充を行う．鉄欠乏がない場合，あるいは鉄分補充でも効果がない場合には，薬物治療としてドパミン受容体作動薬のプラミペキソール（内服）やロチゴチン（貼付），あるいはガバペンチン・エナカルビルが用いられる[3]．

文 献

1) Allen RP, Picchietti D, Hening WA, et al.：Restless legs syndrome：diagnostic criteria, special considerations, and epidemiology. A report from the restless legs syndrome diagnosis and epidemiology workshop at the National Institutes of Health. Sleep Med 4：101-119, 2003
2) American Academy of Sleep Medicine 著，日本睡眠学会診断分類委員会 訳：むずむず脚症候群．睡眠障害国際分類第3版．ライフ・サイエンス，東京，p213，2018
3) 宮本雅之：神経変性疾患（パーキンソン病）にみられる睡眠障害とレストレスレッグス症候群—運動障害疾患にみられる睡眠障害．伊藤 洋，小曽根基裕 編：睡眠障害診療29のエッセンス．医歯薬出版，東京，pp66-71，2017

（古田壽一）

▼ **表** むずむず脚症候群の診断基準（基準A〜Cを満たす）

A．下肢を動かさずにはいられない強い衝動がある．通常は，下肢に起こる不快で嫌な感覚を伴う．あるいは不快な感覚のために衝動が生じると考えられる．この症状は，以下を満たさなければならない．
1．横たわったり座ったりといった休息時や静止時に始まる，あるいは悪化する．
2．少なくとも歩いたり体を伸ばしたりといった運動中には，部分的あるいは完全に症状が楽になる．
3．夕方や夜間にだけ生じる，あるいは日中よりも主に夕方や夜間に生じる．

B．上記の特徴的な症状は，他の身体疾患や行動症状（下肢こむらがえり，体位不快感，筋肉痛，静脈うっ滞，下肢浮腫，関節炎，習慣性貧乏ゆすりなど）だけでは説明できない．

C．むずむず脚症候群（RLS）症状が，気がかりや苦悩，睡眠障害を引き起こし，精神的，身体的，社会的，職業生活上，教育上，行動上，その他の重要な領域での機能障害をもたらす．

（American Academy of Sleep medicine 著，日本睡眠学会診断分類委員会 訳：むずむず脚症候群．睡眠障害国際分類第3版．ライフ・サイエンス，東京，p213，2018[2]）

第Ⅵ章・B 睡眠関連運動障害群

むずむず脚症候群という病気があることを知っておこう！

● 症例㊷ ●
▶ 50歳台，女性
▶ 就床すると脚が火照る，熱い，ジリジリする

既往歴・家族歴 40歳台狭心症．家族歴はなし．

現病歴 仕事は事務職．X−10年ごろより，**夜間就床時に，両下腿に異常な感覚（火照る，熱い，ジリジリする）が出現．そのままじっと臥床していることができず，起き上がって脚をマッサージしたり，歩き回ったりするようになった．それらを行うことで症状が軽くなる**[※1]ので，その際に寝ようとするが，就床すると再び同じ症状が出現し，また起き上がる/歩き回る，ということを繰り返した．そのため徐々に寝つきが悪くなり，ひどいときには就床してから1時間経たないと眠れなくなった．X−9年，かかりつけ医に相談し，狭心症の既往があったために血管疾患である閉塞性動脈硬化症が疑われて精査がなされたが，異常は認められなかった．次いで神経疾患が疑われて他院にて精査がなされたが，神経学的に異常所見なく，頭部および脊椎 MRI でも異常は認められなかった．そのため症状は"精神的なもの"と判断され，神経症・不眠症の診断で，かかりつけ医より抗うつ薬と睡眠薬の処方がなされた．しかし症状は年々増悪し，そのうち寝つくのに1〜2時間かかるようになった．X 年，偶然テレビ番組で「むずむず脚症候群（RLS）」のことを知り，自分に当てはまると思い，かかりつけ医に相談．クロナゼパムが追加処方となったが，若干効いている感じはあるものの，全体的にはほぼ不変であった．その後インターネットで検索をして当院のことを知り，紹介受診となった．

診察・検査所見 「とにかくこの火照り，ジリジリを何とかしてほしい」「膝から下を切り落としたいくらい」と，異常感覚による苦痛を強く訴えた．国際レストレスレッグス症候群評価尺度（international restless legs syndrome rating scale：IRLS）は25点で，RLS の重症度としては重症．

血液検査にて血清鉄・フェリチンは基準値内．

PLMS の有無の確認のためポリソムノグラフィー検査を勧めたが，「繁忙期なので仕事は休めない」「繁忙期が終わるまでこのまま待つことは耐えられない．今日からすぐに治療を開始してほしい．」とのことで，同検査は施行できず．

臨床症状とそれまでの経緯より，一次性（特発性）RLS と診断した．

経過 効果が認められておらず，また抗うつ薬に関しては症状を悪化させている可能性もあったため，抗うつ薬，睡眠薬，クロナゼパムは漸減中止とし，プラミペキソール 0.125 mg を処方．また緑茶を好んで飲んでいたため，カフェインレスのものにするよう指示．それにより1ヵ月後には，症状は IRLS 12点と中等症にまで改善が認められ，30分ほどで入眠できるようになった．最終的にプラミペキソールは 0.25 mg まで増量し，異常感覚は本人の許容範囲にまで軽快し，入眠にも支障がなくなった．そのためかかりつけ医に逆紹介を行い，当院は終診とした．

最終診断 一次性（特発性）RLS

最終処方 プラミペキソール（0.125 mg）2錠　分1就寝2時間前

ここが着眼点！

[※1]▶ 夜床に就くと，脚に異常な感覚が出現し，じっとしていられなくなる．それらの症状は動くとすぐに改善する．　→　むずむず脚症候群

● 解　説 ● 異常感覚や不眠を訴える患者では，むずむず脚症候群を鑑別疾患に挙げよう！

まず何よりも，このような疾患（RLS）が存在することを"知っている"ことがもっとも重要である．知っていれば，臨床症状から RLS を鑑別疾患に挙げることは比較的容易であるが，知らなければ本症例のように RLS が鑑別疾患に挙がらずに，適切な診断・治療がなされないまま長い期間が経過してしまう．RLS はもともと医療者の間で知名度が低く，一方で，近年では TV などのマスメ

ディアでよく取り上げられるようになり，患者自らが自分の症状を RLS ではないかと疑ってかかりつけ医に申し出て，RLS の治療が始まったり，専門医に紹介されたりするケースが散見される．

また RLS では，異常感覚や脚を動かしたい欲求があるために眠れない，という流れがあるが，RLS のことを知らない患者の場合，異常感覚や脚を動かしたい欲求は訴えずに，入眠困難だけを訴えて受診することも多い．そのため不眠の訴えがあった場合には必ず，「夜床に就いたときに，脚に何か嫌な感じがして眠れなくなり，脚を動かすとそれが良くなることはありませんか？」というふうに，こちらから RLS の症状がないかを質問をすることが，本疾患の見逃し防止に重要である．

RLS の診断に必須の項目は，「①下肢の不快な異常感覚を伴う，脚を動かしたい強い欲求」「②安静にしていると起こる」「③運動によって改善する」「④日中よりも夕方・夜間に起こる」，の4つである．客観的な項目はなく，診断は主に問診によって得られる臨床像や病歴などをもとに総合的に行われる．そのほかの臨床的な特徴として，「RLS の家族歴がある」「PLMS を合併している」「低用量のドパミン作動薬が奏効する」「日中に強い眠気がみられない」ことが知られており，診断

に迷うような症例ではこれらの有無も参考にする．

RLS の診断がついた場合には，二次性（続発性）か否かの確認を行う．鉄欠乏症やある種の薬剤（抗精神病薬，抗うつ薬，抗ヒスタミン薬など）の使用は，二次性に RLS を引き起こす．鉄欠乏症であればその是正が，薬剤性であれば当該薬の減量・中止が必要となる．

カフェイン摂取や飲酒・喫煙は RLS の増悪因子となるため，これらの習慣があれば控えるように指導する．

薬物治療としては，クロナゼパム，プラミペキソール，ロチゴチンおよびガバペンチンエナカルビルが用いられる．クロナゼパムは主に催眠・鎮静作用による入眠困難への効果を期待して使用され，異常感覚や脚を動かしたい欲求に対する効果は乏しい．これらの症状に直接的に効果があるプラミペキソール，ロチゴチン，ガバペンチンエナカルビルが，近年 RLS に保険適応となり使用頻度が高まってきている．入眠困難に対して睡眠薬が処方されることがあるが，入眠困難は異常感覚や脚を動かしたい欲求によるものであるため，それらにアプローチを行うことなく入眠困難だけを改善しようとしても上手くいかないことが多い．

（河野公範）

第Ⅵ章・C　睡眠関連運動障害群

家族性のむずむず脚症候群

● 症例㊸ ●
▶ 50歳台，男性
▶ 夜に手足がむずむずして眠れない

家族歴　母および兄も本人と同様の症状（就寝時，脚がむずむずするなど）があった．

生活歴　高校卒業後，専門職として働いている．子どもは，長男・長女の2名．現在，本人，妻，長男と3人暮らしである．飲酒は毎日で，喫煙も毎日20本程度である．

現病歴　10代から，足底（時に手）がむずむずして眠れなかった．2ヵ月周期で出現・改善を繰り返していた．運動により軽減した．30代ころから，頻度が増えた．最近は毎晩である．

X年5月23日，夜，手足がむずむずして，朝まで眠れないため，当院を受診した．鑑別診断としては，末梢循環不全，睡眠時無呼吸症候群，皮膚掻痒症などが考えられた．睡眠時無呼吸も認められたため，同年6月，A呼吸器内科クリニックへ精査を依頼した．終夜PSGの結果は，無呼吸低換気回数34回，無呼吸低換気指数6.0回/時であった．特に仰臥位のREM睡眠で閉塞型無呼吸が出現しやすいと指摘された．中途覚醒指数は26.2回/時であった．いびきは呼吸に同期している．平均SpO_2は95%，最低SpO_2は84%であった．以上より，軽度のOSASと診断された．また，PLMについては，150回の脚筋肉の攣縮を認め，頻発する時間に一致して，脳波上，持続して覚醒が認められた．睡眠時無呼吸は軽度のため，積極的な加療は必要ないとの判断であった．

本人および長女の遺伝子 single nucleotide polymorphism (SNP)の解析を睡眠専門機関へ依頼したところ，ともに欧米のSNP結果と類似したSNP特性を有していた．

最終診断　RLS，OSAS（軽度）

最終処方　抗てんかん薬クロナゼパム（0.5 mg）2錠（夕食後，就寝前）

現在，上述の薬物療法を近医にて継続して，症状は安定している．

● 解　説 ●

1. 概要

RLS[3]は，夜間に下肢を中心とした不快な感覚異常が生じる疾患で，①脚を動かしてたまらなくなる欲求（urge to move），②この症状が安静臥位ないし座位で出現ないし悪化する（worse at rest），③この症状が足を動かすことにより改善する（relief by movement），④夕方から夜間に増悪する（worse at night）という4徴を有する．有病率の高いcommon diseaseで，睡眠障害と心理面を中心としてQOLの低下をもたらす．

RLSは，その原因から，特発性（一次性）と二次性に分けられている．特発性の病態生理については，中枢神経系におけるドパミン作動系の異常や鉄代謝の障害が関与していると考えられている[1]．

RLSは，脳のドパミンシグナル伝達の機能低下を反映しているとされる．また，ドパミン代謝に必要な脳の鉄利用能障害がドパミン代謝異常に拍車をかけると考えられている．早期発症RLSにおいて黒質の異常が確認されて，フェリチンの異常分布や減少と鉄輸送体の減少も確認され，鉄の細胞制御の障害が想定されている．フェリチンは，鉄欠乏の指標として用いられている．

二次性の原因としては，重篤な腎障害，パーキンソン病，関節リウマチ，鉄代謝異常，妊娠，抗精神病薬などがある．

2. 診断（表1，2）

上述の4徴を基に，National Institutes of Health（NIH）のInternational RLS Study Group（IRLSSG）が診断基準（2003）を提唱し，4つの症状がすべて満たされることとされている．①足を動かしたいという強い欲求が存在し，また通常その欲求が，不快な下肢の異常感覚に伴って生じる．②しずかに横になったり座ったりしている状態で出現，増悪する．③歩いたり下肢を伸ばすなどの運動によって改善する．④日中より夕方・夜間に増強する．

▼ **表1** RLS と鑑別を要する疾患（RLS mimics）とその特徴

RLS mimics になりうる疾患
運動中枢症候群
夜間下肢けいれん
体位への不快感
痛む脚と動く趾症候群
睡眠時ミオクローヌス
線維筋痛症
低血圧アカシジア
感覚障害
多発性神経障害
下肢の血管障害（跛行・静脈うっ血）
カウザルギー・ジストニア症候群
感情障害　など

▼ **表2** RLS と RLS mimics との鑑別ポイント

	RLS	RLS mimics
特定の体位のみで生じる	少ない	多い
動作中の症状開始・出現	ない	ある
脚を動かしたい衝動・耐えがたさ	強い	弱い
静止時の苦痛	強い	弱い
症状軽減のための運動時間	長い	短い
一度のみの動作による症状軽減	ない	ある
痛みの合併	少ない	多い
不眠症状	多い	必ずしも伴わない

診断を補助する特徴として，つぎの3つが挙げられている．①家族歴．②ドパミン作動薬による効果．③睡眠時の PLM が PSG 上有意に多く出現．

診断には，患者の主観的訴えを基本とするため，鑑別診断が重要である（**表1, 2**）．アカシジア，線維筋痛症，多発性神経障害，血管疾患などがある．二次性あるいは疾患関連 RLS は，鉄欠乏，パーキンソン病，末期腎不全（透析患者），妊娠，リウマチ性疾患，糖尿病，多発ニューロパチーなどに併発する．

3. 遺伝[3]

RLS の遺伝子に関する全ゲノム関連解析（genome-wide association study：GWAS）が行われ，候補遺伝子が挙げられている．家族性 RLS の連鎖解析研究においても，関連遺伝子座が挙げられている．RLS に多くの遺伝子が関与していることはほぼ間違いないものの，RLS 発現メカニズムにおける位置づけはいまだ不明である．

RLS は散発的に生じるが，常染色体優性の家族的発現が認められ，第一度近親者に RLS 患者がいる人の有病率は，いない人の3〜6倍とされている．そのため，家族歴が診断の補助項目として挙げられている．女性の有病率は，男性より高いとされている（1.5〜2倍）．

4. 治療

特発性 RLS の治療としては，ドパミン作動薬が中心となる．日本では，保険適用とされている薬物として，ドパミン作動薬のプラミペキソール，ロチゴチンのほか，ガバペンチン・エナカルビル（ガバペンチンのプロドラッグ）がある．適応外であるが，抗てんかん薬のガバペンチン，クロナゼパムが使用されることもある．

二次性 RLS のうち，鉄欠乏が背景となっている場合には，その治療を開始する必要がある．薬剤誘発性の場合，その薬剤の中止・減量あるいは変更を検討する．誘発因子となる飲酒・喫煙・カフェインは摂取を避けるよう指導する．

あわせて，一般的な睡眠衛生指導も実施する必要がある．

文　献

1) 平田幸一：レストレスレッグス症候群の病態生理. 臨床精神薬理 15：469-477, 2012
2) 井上雄一：レストレスレッグス症候群. 臨床精神医学 39：577-583, 2010
3) 中村真樹, 井上雄一：レストレスレッグス症候群の現状と治療. 臨床精神薬理 15：451-460, 2012
4) 日本神経治療学会 治療指針作成委員会 編：標準的神経治療：Restless legs 症候群, 2012(https://www.jsnt.gr.jp/guideline/img/restless.pdf)2018 年 03 月 31 日参照
5) 鷹見将規, 山田尚登：睡眠時随伴症群－レストレスレッグス症候群（むずむず脚症候群）. 臨床精神医学 43：1033-1040, 2014

（上埜高志，菅野　道）

第Ⅵ章・D　睡眠関連運動障害群

眠れない原因は下肢のピクつきだった！

● 症例㊹ ●
▶ 70歳台，男性
▶ 不眠，下肢の異常感覚
▶ 紹介時診断：不眠症

既往歴　高血圧症，高尿酸血症.
家族歴　特記事項なし.
現病歴　60歳台になり，下肢のだるさやむずむずするような不快な感覚が生じるようになり，寝つきが悪くなった．また，夜中に何度も目が覚めてしまい，眠りが浅くなったと感じるようになった．睡眠時間が十分に確保できず，日中の眠気を認めるようになった．近医を受診したところ，不眠症を疑われ当院睡眠外来を紹介受診した．

診察・検査所見　下肢の不快な感覚は，じっとしていたり，布団に入ったりすると感じ，夜に悪化する傾向がみられた．動きたい衝動に駆られ，運動やマッサージなどで症状が軽減することから，むずむず脚症候群と考えられた．不眠症状としては**入眠困難，中途覚醒と熟眠障害**※1を認め，日中の眠気があり仕事に支障をきたしていた．終夜PSGを行ったところ，臥床すると下肢の不快な感覚のため静かに横になっていることができず，何度も寝たり座ったりを繰り返し，寝入るのに時間がかかった．総睡眠時間は232分（3時間52分），睡眠期間に占める中途覚醒時間は47.3％で，睡眠効率は51.9％と低値だった．入眠できてからも**PLMが頻回に認められ，周期性四肢運動指数は52.8回/時で，脚運動に伴った覚醒反応も多くみられた**※1（図）．血液検査では血清フェリチン値が14.1 ng/mLと低下していた．

最終診断　RLS，PLMD※2

経過　鉄欠乏によるドパミン欠乏の可能性が原因と考えられた．鉄の補充が症状改善につながること，鉄が十分に補充されるには時間がかかるため，早期の症状改善を目的としてドパミンアゴニストによる治療を開始することを説明し，鉄剤とプラミペキソールによる治療を開始した．不眠症状はほぼ消失し，中途覚醒があっても速やかに再入眠でき，熟眠感が得られるようになった．プラミペキソールを中止したが症

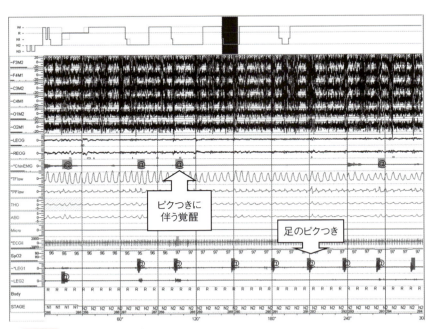

▲　**図**　症例のPSG記録
検査開始後，一旦は寝入るものの下肢の異常感覚やピクつきで目を覚ますと寝つけず，足をバタバタと動かしたり，そのまま座った状態でウトウトしたりする様子が観察された．安定した睡眠になったのは検査開始から約3時間半後の1時半過ぎだった．眠れてからも，約30秒に1回，周期的な下肢のピクつきとそれに伴う覚醒が認められた．

状は再燃しなかった．血清フェリチン値が 97.5 ng/mL まで上昇し，十分に鉄が補充されたことを確認して鉄剤も中止した．下肢の異常感覚は軽度残ったが，適宜マッサージや運動を行うことで症状は軽減でき，自制内となっている．

ここが着眼点！

※1▶ 中高年以降の不眠で中途覚醒が多いものは，周期性四肢運動障害を鑑別に挙げて積極的に PSG を行うべきである．

※2▶ むずむず脚症候群には周期性四肢運動障害が合併しやすい．

● 解 説 ●

　睡眠中の PLM（PLM in sleep：PLMS）は RLS の 8〜9 割，レム睡眠行動障害の 70%，ナルコレプシーの 45〜65% に合併するといわれる[1]．RLS を認めない場合，不眠症状以外に睡眠中の四肢のピクつきを自覚することは少なく，ベッドパートナーに運動症状を指摘されることはまれにあるが，それすらも気づかれずに PSG を行って初めて診断されるということも多い．RLS の症状に加えて中途覚醒が多い，熟眠感がない，などが認められれば，積極的に PSG を実施すべきであろう．当院睡眠障害専門外来を初診した患者の最終的な診断を調べた調査[2]では，不眠を主訴に来院した患者の約 3 割が不眠症以外の睡眠障害であり，そのうちの約 2 割が RLS と PLMD などの睡眠関連運動障害であった．PLMD は睡眠医学に携わらない医師には聞き慣れない疾患であるが，不眠の原因が PLMD であれば，不必要な睡眠薬の処方を防ぐことができる．

　RLS も PLMD も，血清フェリチン値の低値で表される脳内鉄欠乏からドパミン欠乏に陥っていることがあり，その場合はまず鉄剤による鉄補充が必要となる．そのうえで，必要に応じてドパミンアゴニストを処方する．中脳黒質ドパミン神経細胞の変質が主な病変であるパーキンソン病では健常者と比較し RLS，PLMD の有病率が高いといわれており[3]，十分な問診により適切な診断，治療に結びつけ睡眠環境を整えることは重要である．

　また，本症例では処方されていなかったが，抗うつ薬（特に三環系抗うつ薬）やリチウム，ドパミン受容体拮抗薬などは，RLS，PLMD ともに悪化のリスクがある[4]．原疾患により調整が困難な場合は別にして，減量・中止が可能な場合はこれら向精神薬の整理を行う必要があることは，覚えておきたい．

文 献

1) American Academy of Sleep Medicine：International Classification of Sleep Disordes 3rd ed. American Academy of Sleep Medicine, Darien, IL, pp292-299, 2014
2) 都留あゆみ，亀井雄一，三島和夫，他：不眠を主訴に来院した患者の適切な診断と睡眠薬処方に関する検討．不眠研究 [1881-4468]：31-32，2016
3) 野村哲志：パーキンソニズムと睡眠　レストレスレッグス症候群/周期性四肢運動とパーキンソン病．睡眠医療 10（2）：193-202，2016
4) Cohrs S, Rodenbeck A, Hornyak M, et al.：Restress legs syndrome, periodic limb movements, and psychopharmacology. Nervenarzt 79(11)：1266-1272, 2008

（都留あゆみ，亀井雄一）

第Ⅵ章・E　睡眠関連運動障害群

「毎晩，必ず頭を左右に振っているんです．これって大丈夫なんでしょうか？」

● 症例㊺ ●
- 8歳，男児
- 赤ちゃんのころから毎晩，寝入りばな，寝ているときに頭を左右に振る

既往歴　5歳時にいびきに気づき，終夜PSGにてAHI8.6/時，閉塞性睡眠時無呼吸と診断され，6歳時にアデノイド・口蓋扁桃摘出術を受けている．

家族歴　特記すべき事項なし．

現病歴　赤ちゃんのころから毎日，寝入りばなや睡眠が浅いときに頭を左右に振っている．今まで毎日必ず出現している．首の痛みを訴えたことはなく，日中の眠気などの日中の症状はない．5歳時にいびきのためにPSGを受け，その日も頭を左右に振っていた．最近は以前に比べ動きが減っているが，いつまでたっても消失しないため心配になり，入眠時の様子をビデオ撮影し受診．

診察　体格はわずかにやせ気味．入眠時の家庭ビデオでは，仰臥位で頭部を素早く左右に数秒間動かしている様子が確認された．これまでの経過より睡眠関連律動性運動障害を強く疑うこと，鑑別疾患にてんかんが挙げられることを説明し，vPSG※1，頭部MRI撮影などを行う方針となった．また，5歳時に実施したPSG（ビデオなし）を確認したところ，覚醒入眠移行期に8～85秒の両側前脛骨筋の約1 Hzの律動的な筋活動上昇が4回断続的に出現していた．

結果　頭部MRI：上顎洞の粘膜肥厚のほかは異常所見を認めず．

vPSG：覚醒睡眠移行時に8～10秒，約1 Hzで頭を左右に振るhead rollingが断続的に出現する3回のシリーズを認めた（図）．しかし，head rollingのために睡眠が妨げられる所見は認めなかった．また，睡眠時無呼吸や周期性四肢運動などのほかの睡眠障害を疑う所見，てんかんを疑う脳波所見も認めなかった．

最終診断　睡眠関連律動性運動障害（ただし，睡眠構築に

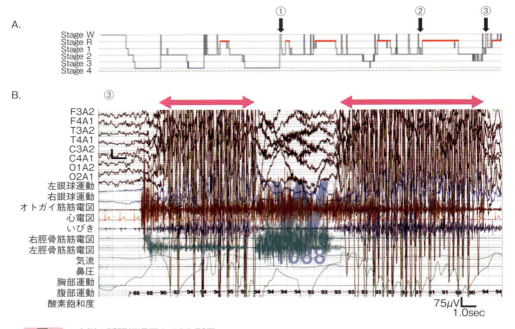

▲ **図**　症例の睡眠経過図とPSG所見
A：睡眠経過図　→：律動性運動の3回のシリーズ
B：PSG所見（30秒表示）　3回目の律動性運動シリーズ
↔：約1 Hzで頭を左右に振る head rolling
F3A2, F4A1, T3A2, T4A1, C3A2, C4A1, O1A2, O2A1：脳波

影響を及ぼさず，日中の眠気などの症状もなく，律動性運動による身体損傷の既往がないため，厳密にはICSD-3[1]の診断基準を満たさない）．

最終処方 なし．

※1▶ 異常行動の診断にはvPSGが有用である．動きの内容，出現のタイミング，頻度などの問診も重要．

解説

　睡眠関連律動性運動障害とは，うとうと状態や睡眠中に出現する，反復する，常同的な，律動的な大筋群に生じる運動であるが，病因・病態生理は不明である．健康な乳児や幼児によくみられる事象であり，9ヵ月児の59％，18ヵ月児の33％，5歳児の5％に生じるとされている[1]．年齢が上がるにつれて減少し，大多数例は自然消失する．

　律動運動のサブタイプには，体幹を前後に振るbody rocking，頭を前後に強く打ち付けるhead banging，本症例のように頭を左右に振るhead rolling，そのほかのタイプと複合化型に分類される．律動的な発声や，体の動きに随伴して音が出ることもある．特にhead bangingタイプは怪我の原因となることがあるため，怪我をしないように環境を整えることが重要である[2]．律動運動の周期はさまざまであるが，0.5～2 Hzであることが多い．持続時間も同様にさまざまであるが，通常は15分以内である．薬物治療が有効との報告はあるものの[3]，確立された治療方法はなく，睡眠環境の安全対策が重要である[4]．

　本症例では，赤ちゃんのころからhead rollingが寝入りばなや睡眠が浅いときに毎日出現し，徐々に減ってきている点より睡眠関連律動性運動障害が疑われた．確定診断のためにはvPSGが有効であった．

　本人，保護者には睡眠関連律動性運動障害は年齢が上がるにつれて減少し，大多数例は自然消失する現象であること，頭を振っても怪我をしないように睡眠環境の安全管理をすべきことを説明し，安心して頂いた．万が一，怪我をする危険性や日中の眠気などの症状が出現する場合は薬物治療を検討することもお話した．

文献

1) American Academy of Sleep Medicine：Sleep Related Rhythmic Movement Diorder. International classification of sleep disorders, 3rd ed. American Academy of Sleep Medicine, Darien, IL, pp312-316, 2014
2) 加藤久美，立花直子：律動性運動異常症．神山　潤　編．小児科臨床ピクシス14 睡眠関連病態．中山書店，東京，pp80-83，2010
3) Merlino G. Serafini A, Dolso P, et al.：Association of body rolling, leg rolling, and rhythmic feet movements in a young adult：A video-polysomnographic study performed before and after one night of clonazepam. Mov Disord 23：602-607, 2008
4) 谷池雅子，岩谷祥子：稀だが知っておくべき睡眠関連疾患．谷池雅子 編．日常診療における子どもの睡眠障害．診断と治療社，東京，pp84-88，2015

〈加藤久美〉

第Ⅵ章・F 睡眠関連運動障害群

「お腹がひくひくして眠れません．何科に診てもらったらいいのでしょうか？」

● 症例㊻ ●
▶60歳台，男性
▶お腹が動いて眠れない，昼間ぼうっとする

既往歴 30歳台転落にて頭部打撲意識消失，虫垂炎手術．
家族歴 特記すべきものなし．
現病歴 初診の半年前より睡眠中に上腹部がひくひくして目が覚める，時に眠ろうとすると腹部が動いて入眠しにくいことがあるのに気づいた．夜間3〜4回このために覚醒し，アルコール摂取時に増悪の自覚あり．12年前よりいびき，6年前より睡眠中の呼吸停止を家人より指摘されている．時々，寝言も指摘される．起床時の爽快感はなく，同時期より，運転中に意識がぼうっとしていたと自覚することがあった．昼間の眠気の訴えはなし．前医（神経内科）を受診し，神経学的所見・頭部MRI・脳波に異常を認めず，睡眠医療センターに紹介となった．

家人・本人ともいびき，呼吸停止に関しては気づいているが，特に気にしておらず，お腹が動くことをなんとかしたいという訴えであった．

腹部の運動：しゃっくりのように上腹部に筋肉が収縮し，時に声が出て覚醒する．妻や息子によると，体が屈曲して跳ね上がる感じのときもあり，とても苦しそうで，しんどそうにみえる．当初睡眠中のみであったが，最近は昼間時々お腹がひくひくする．

生活歴 睡眠習慣：平日就床22時　起床6時30分，休日就床23時　起床7時．喫煙30本/日．アルコール　日本酒1合/日．
現症 身長160 cm，体重76 kg，BMI 30 kg/m²，ウエスト径102 cm，血圧136/86 mmHg，心肺腹部異常なし，咽頭所見で軟口蓋低位．神経学的所見は深部腱反射，病的反射含め異常なし．診察時に覚醒で，立位・仰臥位とも不随意運動は認めず．ESS 6点．
血液検査所見 血算，一般生化学検査で異常なく，甲状腺ホルモン正常範囲．
脳MRI・日中脳波 （賦活あり）前医で施行し，異常を認めなかった．この時点では，OSAの呼吸回復期の運動＋これによる昼間の眠気．ミオクローヌス，てんかん，意識消失？を鑑別として考えた．
経過 1回目PSGでは検査開始時，仰臥位，覚醒で腹壁の一過性の収縮を反復して認めた．会話にて運動は消失する．入眠後一旦消失するが覚醒反応が起こると上記運動が繰り返し観察された[※1]．AHI 37.5と重症のOSAを認め，同時に腹

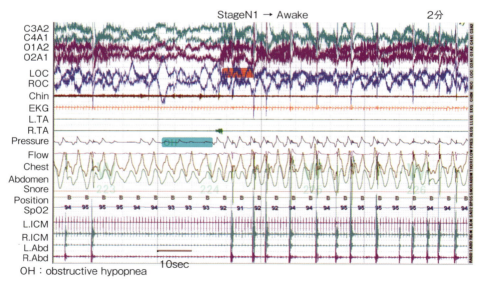

OH：obstructive hypopnea

▲ 図　ミオクローヌスがみられたエポック
入眠すると（stageN1），腹部のミオクローヌスは一旦消失したが，閉塞性低呼吸の後，覚醒反応が起こりWakeに移行すると再度出現した．

部の運動は，無呼吸/低呼吸後に覚醒反応がみられたことで頻度が多くなっていると判断した．2回目のPSGにてnasal continuous positive airway pressure（nCPAP）の適正圧決定を行った．この際に**表面筋電図を左右腹直筋，下部肋間筋に増設し前半は再度運動評価とし後半圧調整を行った**[※2]．2回目PSG時も安静覚醒時に腹部の不随意運動が起こり，入眠にて消失，呼吸イベントに続く覚醒反応が起こると，再度不随意運動がみられた（図）[1]．nCPAP装着で睡眠が安定すると，不随意運動は消失した．臨床症状，PSGの筋電図所見より腹部の不随意運動は入眠時固有脊髄ミオクローヌスと診断した．自宅でのnCPAP使用開始後，腹部の不随意運動の自覚はかなり減少し，時に就床時に出現するが，主訴であった中途覚醒はなくなり投薬は希望されなかった．また昼間の眠気の軽減も認めた．

最終診断　重症OSA，入眠時固有脊髄ミオクローヌス

ここが着眼点！

[※1]▶ 不随意運動は安静リラックス時や入眠期にみられるため昼間の短時間の診察時には観察できないことが多い．疾患を知っていることが重要である．

[※2]▶ PSGにおいては神経支配を理解した表面筋電図の増設が確定診断の鍵となる．

解　説

　症状・PSG所見などより不随意運動は入眠時固有脊髄ミオクローヌスと診断，腹部運動による中途覚醒が主訴であったが，実際はOSAにより，夜間の覚醒反応が増加し不随意運動の頻度が増悪していたと考えられる症例である．入眠時固有脊髄ミオクローヌスはまれな疾患であるが，重度の入眠困難型不眠を伴うことが知られており，不眠の一要因として詳細な病歴聴取とPSGの解析が重要である．

　固有脊髄ミオクローヌス（propriospinal myoclonus）はある髄節から発生したミオクローヌスが，固有脊髄路を介して，頭側あるいは尾側にゆっくり伝播して広がる比較的まれな不随意運動の1つである．入眠時固有脊髄ミオクローヌスのICSD-3[2]による診断基準では，患者はA．主に腹部，体幹，頸部の突然の筋攣縮を訴える，B．筋攣縮は眠ろうとしているリラックスした覚醒状態やウトウトしている状態で起こる，C．精神活動や安定した睡眠の開始で消失する，D．筋攣縮のために入眠が阻害される，とされている．表面筋電図の記録では胸部もしくは頸部体節の筋肉で始まり，その後2〜16ミリ秒のゆっくりとした頭側尾側への広がりが記録される．脊髄magnetic resonance imagingによる画像診断では通常正常であるが時に局所病変がみられることもあり，因果関係についてはまだ不明な点も多い．昼間にみられる固有脊髄ミオクローヌスやRLSとの関与など病態生理においてはまだまだ解明されていない点が多い[3]．不随意運動としてこの疾患を知っており，確定のための表面筋電図の必要性，睡眠段階との関与を押さえていることが重要となる．

文　献

1) Okura M, Tanaka M, Sugita H, et al.：Obstructive sleep apnea syndrome aggravated propriospinal myoclonus at sleep onset. Sleep Med 13：111-114, 2012
2) American Academy of Sleep Medicine. International classification of sleep disorders, 3rd ed. American Academy of Sleep Medicine, Darien, IL, p141, 2014
3) Antelmi E, Provini F：Propriospinal myoclonus：The spectrum of clinical and neurophysiological phenotypes. Sleep Med Rev 22：54-63, 2015

（大倉睦美，谷口充孝）

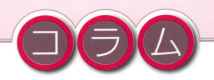

睡眠障害の comorbidity

　2013年に提唱されたICSD-3において睡眠障害は①不眠症，②睡眠関連呼吸障害群，③中枢性過眠症群，④概日リズム睡眠・覚醒障害群，⑤睡眠時随伴症群，⑥睡眠関連運動障害群の6群に大別され，それぞれの群には数項～十数項の下位分類が規定されている．それぞれの疾患は病態生理が異なり，したがってその治療法も大きく異なるのが原則である．しかし睡眠障害の診断に際してはこれらICSD-3に分類されている睡眠障害が，1人の患者に複数合併している場合がしばしば認められる点に特に注意すべきである．疾患Aに対する治療法が合併している疾患Bの症状を悪化させる場合もあるためである．以下に複数の睡眠障害が合併した症例を提示する．

❶ RBDとSASとの合併例

症例 60歳台　女性，152 cm　72 kg　BMI 31.2

主訴 夜間に大声で叫ぶ，手足を振り回すなどの行動が出現する．

現病歴 7年前，友人との旅行中に「泥棒，出て行けなどと大声で叫ぶ」と指摘されることがあった．2ヵ月前，肺膿瘍で他院呼吸器内科入院中に夜間「ベッド上で暴れる，絶叫する」などの症状が認められたため当科紹介受診となった．

PSG所見 4回出現したREM睡眠中すべてで「手を振る，大声でだめ～と叫ぶ」などの行動化が確認された．RWA 57%．こうしたRBD関連所見に加えAHI 31.4/時．OD90%＜3.4分．ODI3 18.7分とSASも認めた．

治療経過 RBDとSASとの合併症例であり，クロナゼパム投与はSAS症状を悪化させる可能性が考えられることからSASに対するCPAP導入を優先し，導入後投薬を開始する方針とした．CPAPタイトレーション（マニュアル）により適正圧8 cmH$_2$OでAHIは2.3/時に改善した．CPAP導入1ヵ月後のコンプライアンスは平均使用時間365分と良好であったことから，クロナゼパム0.5 mgの投与を開始した．投与によりRBD症状は軽快し順調に経過している．

　本症例のようなRBDとSASの合併はまれならず認められる．こうした症例においてはRBDに関連した症状は積極的に訴えられる一方，SAS関連の症状は自覚されていないことも多く，したがって訴えられることも少ない．RBDの診察に際しては患者の体型，顎の形態などに留意し，必要に応じてbed partnerからの睡眠状態の聴取なども行うべきといえる．しかし，もっとも重要な点はRBDにはてんかんやそのほかの睡眠時随伴症だけでなくSASなど病態の異なる睡眠障害が合併する場合があるという知識を持ち，PSG検査での特徴的所見であるRWAを確認し確定診断を行うことである．

② ナルコレプシーと SAS との合併例

症例 60 歳台 男性, 165 cm 75 kg BMI 28.7

主訴 日中の眠気, 笑ったりするとからだの力が抜けてしまう.

現病歴 20 歳台前半時に某睡眠専門クリニックで諸検査を行いナルコレプシーと診断された. その後 10 年くらい前まではベタナミン®を服用していたが, その後服薬を中止してしまった. 1〜2 年前から日中の眠気が酷くなったような気がしてきた. また, 笑ったりするとからだの力が抜けてしまい, 倒れそうになると当科を受診した.

PSG＋MSLT 所見 PSG：SPT 555.5 分 TST 475.2 分 SL 1.0 分 REM latency 25,5 分 AHI 86.7/時 OD90%＜8.4 分 ODI3 50.2 分 MSLT 平均入眠潜時 7.5 分 SOREM×3 HLADR9＋

治療経過 上記所見より情動脱力発作を伴うナルコレプシーに重症 SAS を合併した症例と診断した. ナルコレプシーに対してはメチルフェニデート 20 mg とトフラニール 50 mg 投与とした. また SAS に対しては CPAP タイトレーションにより適正圧 8 cmH$_2$O と推定されたことから (AHI 17.3)5〜12 cmH$_2$O (オート) で CPAP 治療を開始した. しかし, 治療開始当初は SAS に関する病識に乏しく CPAP のコンプライアンスも不良, かつ居酒屋を経営していることもあり睡眠時間自体も短い状態であった. こうした状況に対し日中の眠気はナルコレプシーだけでなく SAS, そして睡眠時間不足も関与していることを時間をかけて説明を行った. こうしたことにより, 治療開始 3 ヵ月目くらいからは CPAP の平均使用時間 382 分とコンプライアンスも向上し, 日中の耐え難い眠気 (excessive daytime sleepiness：EDS) に関する訴えも改善した状態が維持できている.

ナルコレプシーと SAS の両疾患で EDS を生じることは広く知られている. しかし, 両疾患が合併する場合 (多くはナルコレプシーの発症後 SAS が合併) もまれならず存在することはあまり知られていないように思われる. EDS を主訴とする患者の診療に際しては EDS を生じうる疾患の合併の可能性 (そして睡眠不足など睡眠衛生上の問題の存在) も考慮する必要がある.

以上, SAS と RBD および SAS とナルコレプシーとの合併例を紹介したが, 実際の臨床場面はさらに多彩な要因が症状の出現に関与している場合も多い. たとえばいびきと EDS を主訴として受診した患者の PSG 検査所見としては軽症の SAS (AHI＜20) と軽度の PLMD (PLMindex ＜15) が認められたのみであるが, 仕事上の多忙により 6 時間以下の睡眠時間しか取れない日も多く, 飲酒の頻度も高いなどといった場合である. このような場合には睡眠時間の確保は治療の前提条件であり, 飲酒は夜間の呼吸状態を悪化させることなどを患者に説明する睡眠衛生教育だけで訴えが解消されることも多い.

いずれにせよ睡眠障害を診察するに際しては, 複数の睡眠障害が合併する場合も多いことに留意し, まず睡眠衛生上の問題点を検討し, 可能な限り PSG (必要に応じて MSLT) 検査を行い正確な診断を行うことが重要であることを知っておくべきである.

（伊藤 洋）

第 VII 章

身体疾患および神経疾患に
関連する睡眠障害

VII

| 第Ⅶ章・A | 身体疾患および神経疾患に関連する睡眠障害 |

見たこともない異常な PSG 所見！
短期間に急速に状態が変化！[1)]

● 症例㊼ ●
▶ 55 歳，男性
▶ 不眠，過眠，睡眠中の無呼吸，夜間異常行動

既往歴 40 歳ごろより妻は強度のイビキと睡眠時無呼吸に気づいていたが，自覚症状なし．

家族歴 母親は 60 歳で認知症発症，急速に進行し 1 年で死亡した．父親は精神病の既往（詳細不明）があり，30 歳台で脳卒中で死亡．兄と弟がうつ病．

現病歴 54 歳 7 ヵ月，嚥下困難と食欲低下が出現，1 ヵ月以内に複視，不眠，睡眠中の下肢不随意運動，大声の寝言が出現，2～3 ヵ月以内に手指動作時振戦，構音障害，便秘，睡眠中の異常行動，日中の過眠が出現し，うつ病と診断された．

54 歳 11 ヵ月（発病後 4 ヵ月），OSAS 重症度判定のため PSG 施行．AHI 89.1（閉塞性無呼吸 38.6%，中枢性無呼吸 3.6%，混合型無呼吸 15.2%，低呼吸 42.6%），**徐波睡眠とレム睡眠は出現せず，睡眠効率 35.0%，中途覚醒時間 308.0 分と頻繁な覚醒を繰り返した．四肢運動と異常行動が出現し続けた**[※1]．nCPAP を導入され，日中の過眠は改善した．

55 歳 0 ヵ月（発病後 5 ヵ月），高血圧，起立性低血圧，小脳性失調が出現．55 歳 2 ヵ月（発病後 7 ヵ月），当院神経内科に入院した．睡眠中の異常行動の鑑別のため PSG が依頼された．

検査所見 頭部 MRI で大脳と小脳のびまん性軽度萎縮．SPECT と PET で視床と小脳皮質の血流と代謝の低下．

PSG（発病後 8 ヵ月）：**頻繁な覚醒と四肢運動，異常行動が出現．正常な睡眠の記録がほとんどみられない**[※1]ためすべて段階 1 と判定し総睡眠時間 116.0 分，睡眠効率 18.8，中途覚醒時間 483.0 分，AHI 50.2．

経過 プリオン蛋白（prion protein：PrP）遺伝子解析で D178N と M129 変異が確認され致死性家族性不眠症（fatal familial insomnia：FFI）と確定診断された．神経学的症候，自律神経異常が急速に進行し，発病 10 ヵ月後には寝たきりとなり，コミュニケーション不能となり，nCPAP 続行不能となった．嚥下性肺炎により 55 歳 8 ヵ月（発病後 11 ヵ月）で死亡した．

最終診断 FFI

🔍 ここが着眼点！

※1 ▶ 睡眠呼吸障害，不眠，過眠，睡眠中の異常行動．睡眠段階判定不可能，異常行動は睡眠・覚醒を通じて持続．

◉ 解 説 ◉

FFI は，異常な構造をもつ PrP の神経変性作用によっておこる遺伝的に伝播する感染性海綿状脳症の 1 つである．男女差はなく，常染色体優性遺伝のパターンで家族性に発症する[2)]．

FFI では 20 番染色体上にあるプリオン蛋白遺伝子（prion protein gene：PRNP）に，コドン 178 のミスセンス（GAC が AAC に変異）とコドン 129 のメチオニン多形が認められる（D178N 129M）．FFI ではコドン 129 のメチオニン多形がホモ接合であるものと，メチオニンとバリンのヘテロ接合であるものがみられる[3)]．

剖検所見では，前視床核，背内側視床核の反応性グリオーシスによる両側性神経細胞脱落，下オ

リーブ核の反応性星状膠細胞グリオーシスによる神経細胞の脱落がみられ，経過が長い症例では皮質の海綿状変化が認められる．灰白質にプロティナーゼ K 耐性をもつ 2 型プリオン蛋白の沈着がみられる．患者の脳組織を動物の脳内に接種することで FFI は伝搬可能である[2)]．

発病は中年期が多く，平均 51 歳（36～62 歳）である．発病すると全例が平均 18 ヵ月（8～72 ヵ月）で死亡する[2)]．

大部分の患者における初発症状は，仮眠不能，夜間の入眠困難，熟眠感消失など不眠の訴えである．無気力，興味消失などの性格変化が出現することもある．複視とこれによる眼精疲労と，原因

不明の夜間の発熱，軽度高血圧，多汗，流涙，頻脈，頻呼吸などの交感神経系の過活動が次第に出現する．男性ではインポテンツがみられる[2]．

不眠と自律神経症状は進行性に悪化し，患者は夜間睡眠による休息がとれなくなり，日中の傾眠が出現する．これを放置すると，日中に夢体験を伴う突然の異常な睡眠が出現するようになる．この際，複雑な体動がみられ，覚醒直後に，体動と一致した夢体験を思い出すことができる．この現象は夢幻様混迷(oneiric stupor)と呼ばれるが，開眼しているか閉眼しているかにかかわらず出現する．夢幻様混迷は当初は数秒しか持続しないが，病状が進行するにつれて，夢体験の想起は困難になり，患者は混乱状態となり，覚醒と夢幻様混迷が繰り返し切り替わるようになる[2]．

病状が進行し，中期に入ると，運動障害が出現する．自発性あるいは誘発性のミオクローヌス，錐体外路症状，ジスメトリア，平衡障害，構音障害，嚥下障害，排尿障害などの運動障害が進行する．末期には，患者は寝たきり，言語コミュニケーション不能となり，無言無動でるい瘦が著明となり死亡する[2]．

神経心理検査では，進行性の注意障害，覚醒障害が認められる．前頭葉機能の障害が著明であるが，検査が行えるだけの覚醒度が維持されている間は知能障害はみられない[2]．

脳画像検査は特異的な所見に乏しいが，大脳と小脳の皮質萎縮がみられる[2]．

PSG[4]では，①抗重力筋の正常な筋放電と，音刺激に対する正常な反応が保たれた，びまん性α活動が出現する覚醒パターンと，②多数の急速眼球運動，頻脈，不規則な呼吸，抗重力筋の短時間の筋放電消失や不十分な筋放電低下，頻繁な体動や複雑な四肢の動き，音刺激に対する反応欠如などがみられ，脳波が脱同期して徐波化した睡眠パターンがみられる．後者のパターンが出現している際に，患者はミオクローヌス様の体動や，目的にそった行動であるかのような体動を示す．覚醒して①のパターンに戻った際には患者は夢体験を想起できる．この覚醒と夢幻様混迷は1日の中で交互に出現し続ける．睡眠紡錘波や睡眠徐波などの正常な睡眠に伴う脳波所見は出現しない．チオペンタールやジアゼパムを投与しても，脳波の速波化や，徐波睡眠は誘発されない．終末期には脳波背景活動の徐波化，低電圧化が進行し，刺激に対する反応も消失し，死亡直前には平坦脳波となる．

すべての患者でみられる早期のPSG所見は睡眠紡錘波とK複合波の減少・消失である．覚醒中に突然徐波が出現したり，筋緊張消失を伴わないREM睡眠が出現するが，この際に，体温と血圧が急激に低下する．病状の進行に伴って3分の2の患者で徐波睡眠とREM睡眠が消失する[4]．

FFIでは，血圧と心拍数の日中の概日リズム性はみられたが，夜間の血圧低下がみられない異常なパターンであったと報告されている．血中カテコラミンの日内変動が消失し，1日中異常高値を示す．夜間のメラトニン分泌は消失する．携帯型活動量記録装置による活動量記録では，概日リズムが消失し，健常者に比較して活動量が80%増加しており，エネルギー消費量は60%増加していたと報告されている[5]．

文　献

1) Saitoh Y, Ogawa M, Naito Y, et al. : Discordant clinico-pathologic phenotypes in a Japanese kindred of fatal familial insomnia. Neurology 74(1) : 86-89, 2010
2) Montagna P : Fatal familial insomnia : a model disease in sleep physiopathology. Sleep med rev 9(5) : 339-353, 2005
3) Monari L, Chen SG, Brown P, et al. : Fatal familial insomnia and familial Creutzfeldt-Jakob disease : different prion proteins determined by a DNA polymorphism. Proc Natl Acad Sci U S A 91(7) : 2839-2842, 1994
4) American Academy of Sleep Medicine : International Classification of Sleep Disorders : Diagnostic and Coding Manual, 2nd ed. American Academy of Sleep Medicine, Westchester, Ill, 2005
5) Montagna P, Cortelli P, Gambetti P, et al. : Fatal familial insomnia : sleep, neuroendocrine and vegetative alterations. Adv Neuroimmunol 5(1) : 13-21, 1995

（田ヶ谷浩邦，深瀬裕子，市倉加奈子）

第Ⅶ章・B　身体疾患および神経疾患に関連する睡眠障害

睡眠中に異常行動を示す少年
―エキスパートはてんかんを見逃さない

● 症例㊽ ●
- 13歳，男性
- 睡眠中に叫びながら転げ回る行動エピソード

既往歴　特記すべきことなし．

現病歴　9～12歳，年に数回，数十秒の胸部不快感が出現することがあった．12歳から，年に数回，主として睡眠中に突然目を覚まし，両耳を手で覆いながら左右に転げ回る（rolling about）という行動が出現するようになった．13歳から，「アーッ」と大声で叫びながら転げ回るようになり，また，1～2ヵ月前から，この異常行動の出現頻度が週に数回～十数回に増加した．学校医から，原因として心理的ストレスが疑われて当科が紹介された．

診察・検査所見　精神医学的・神経学的所見に特記すべき異常なし．上記の行動エピソードは，患者にとっては不随意な発声と過運動（hypermotor）であり，また，エピソード中に話しかけられたことなどについて部分健忘がみられた．両親からの客観的情報によれば，本エピソードの行動パタンは毎回一定であり，急に行動を開始するが，持続時間は約30秒と短かった．エピソード中には呼名に応答しないが，異常行動が終焉すると速やかに応答可能になった．

初診直後の血液・生化学，脳MRI，および脳血流SPECT（^{123}I-Iomazenil）の検査所見に異常はなかった．通常脳波検査では，睡眠段階1～2において右前頭極（Fp2）に単発性の低電位棘波（20～30 μV）がまれに出現していた．

経過　この行動エピソードの特徴（一定の行動パタン，急激な開始・終焉，短い持続時間），および，通常脳波検査の睡眠記録における右前頭極（Fp2）の棘波の存在から，本行動エピソードは**てんかんの発作症状**※1である可能性があった．そこで確定診断の目的で，vPSGを施行した．

vPSG所見　vPSGでは，合計10回の臨床発作が捉えられた．発作は，覚醒から3回，NREM睡眠から5回，REM睡眠から2回出現していた．図は，REM睡眠から行動エピソード（発作）が出現した際のvPSG所見である．図は，元データについて，以下のようなリファイリングとリモンタージュを行って描出した．すなわち，元データにおける基準導出法（表示条件はHF 60 Hz, TC 0.3 s）では基線の動揺や筋電図混入がみられたため，脳波判読は困難であった．そこで，基準導出法のTCを0.3 sから0.03 sに変更した．その結果，発作開始時に，Fp1，Fp2，F3，F4において速波が見いだされた．そこで，さらにモンタージュを双極導出法に変更するとともにHFを30 Hzに下げたところ，発作開始時にFp1-Fp2とFp2-F8の間で速波の位相逆転が見いだされた．この所見は，てんかん焦点は右前頭極（Fp2）であることを示している．

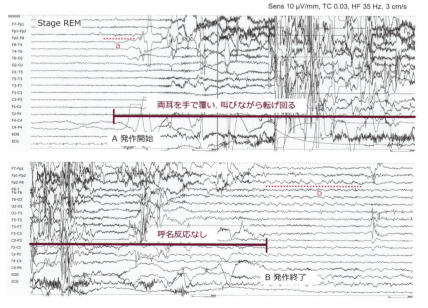

図　行動エピソード出現時（発作時）のvPSG所見

上段と下段の脳波記録は双極導出で，合計40秒の連続記録である．REM睡眠段階において，Fp2の速波（破線a）に一致して臨床発作がAで開始し，約30秒間続いてBで終了した．発作症状としては，叫声を伴う過運動がみられ，発作中には呼名反応が欠如していた．なお，発作終了後5秒にわたって右脳前半部に徐波化がみられた（破線b）．

また，発作後には右側の脳前半部に徐波化（発作後抑制）がみられたことから，この脳部位にてんかん焦点が存在すると考えられる．以上のvPSG所見から，本症例はICSD-3の睡眠関連てんかんの中の「夜間前頭葉てんかん」と診断された[※2].ただちに抗てんかん薬のゾニサミド200 mg/日の内服が開始され，以後，発作は2年間にわたって完全に抑制されている．

なお，確定診断後，患者の母親が夜間前頭葉てんかんで治療中であることがわかった．

最終診断 ICSD-3の睡眠関連てんかんの中の「夜間前頭葉てんかん」

最終処方 ゾニサミド200 mg/日

🔍 **ここが着眼点！**

※1▶ てんかんは，睡眠中の異常行動を発現しうる重要疾患である．
※2▶ 診断は，発作時vPSGによって確定する．

◉ 解 説 ◉ エキスパートはてんかんを見逃さない

睡眠中の異常行動といえば，睡眠時随伴症群（NREM関連・REM関連パラソムニアなど）を連想しがちである．しかし，睡眠中の異常行動を診る際には，原因としててんかんが存在する可能性を念頭に置かなければならない[1].

ICSD初版（1990）〜ICSD-3（2014）までの分類をみると，てんかんが睡眠時随伴症群と誤診されてきたプロセスがわかる．睡眠中に徘徊，過運動，あるいは突発性覚醒を呈する患者は，ICSD初版（1990）では睡眠時随伴症とみなされていた．たとえば，夜間発作性ジストニアは睡眠時随伴症とみなされている．しかし，その後，vPSGや脳画像検査などを駆使した知見が累積された結果，睡眠時随伴症とみなされていた異常行動は夜間前頭葉てんかんであることが明らかになってきた[1].このような知見を踏まえて，ICSD-2（2005）とICSD-3（2014）では，夜間発作性ジストニアの病名は消え，睡眠関連てんかんというカテゴリーが新たに設けられている[1].

睡眠関連てんかん[1]とは，睡眠てんかんと覚醒てんかんの総称である．睡眠てんかん（睡眠中に発作が起こりやすい）には，夜間前頭葉てんかん，側頭葉てんかん，良性ローランドてんかん，レノックス-ガストー症候群などがある．これらの発作の多くはNREM睡眠から起こるが，まれに

はREM睡眠からも生じる．一方，覚醒てんかん（睡眠から覚醒した直後に発作が起こりやすい）には，若年ミオクロニーてんかんなどがある．なお，最近，過運動を呈する夜間前頭葉てんかんの同義語として睡眠関連過運動てんかん（sleep-related hypermotor epilepsy）が提唱されている[2].

夜間前頭葉てんかんは，睡眠関連てんかんの代表格である．本症を疑うべき発作症状の特徴は，一定の行動パタン（てんかんに共通する特徴でもある），短い持続時間（1分以内），および，発作終了後の速やかな回復である．確定診断はvPSGによって発作時のてんかん性病態を見いだすことである．

エキスパートはてんかんを見逃さない．なぜならば，てんかんが睡眠中の異常行動を発現しうる重要疾患であることを知っているからである．

文 献

1) 千葉　茂：睡眠中の異常行動—パラソムニアと睡眠関連てんかんを中心に．精神医学 60：329-338, 2018

2) Tinuper P, Bisulli F, Cross JH, et al.：Definition and diagnostic criteria of sleep-related hypermotor epilepsy. Neurology 86：1834-1842, 2016

（千葉　茂）

第Ⅶ章・C 身体疾患および神経疾患に関連する睡眠障害

「ビデオ脳波も受けたけど，うちの子は無呼吸です！」と親が主張するてんかん症例

● 症例㊼ ●
- 7歳，男児
- 「うちの子は無呼吸です」
- 一晩に数回，息が止まり，ぴくぴく手を震わせて起き上がる

既往歴・家族歴 特記すべき事項なし．

現病歴 7歳時，睡眠時に胸もお腹も動かずに呼吸を止め，ぴくぴく手を震わせて起き上がるようになった．毎晩，一晩に数回出現するため，総合病院耳鼻咽喉科を受診，簡易モニタにて軽度の睡眠時無呼吸の疑いといわれた．同病院の小児科にててんかんを疑われたため，てんかんセンターにて一晩のビデオ脳波を実施した．<u>5回，親が無呼吸と訴える行動が出現</u>※1したが，明らかなてんかん波を認めなかった．てんかんの治療を勧められたものの，親は無呼吸であると主張，睡眠時無呼吸の鑑別目的にて当センターを紹介され受診した．

診察 体格はわずかにやせ気味．口蓋扁桃肥大，アデノイドはごく軽度．

親が「無呼吸」と考える5回の行動のビデオ脳波ではいびき，発声を認めず．5回のうち2回，力強い四肢の左右差のある動作を認めたが，布団をかけているため詳細は不明．ほかの3回は起き上がって体勢を変えて再入眠しただけと思われた．鑑別疾患は睡眠時無呼吸，てんかん，ノンレム睡眠からの覚醒障害であることを説明し，無呼吸時の行動を観察するため，布団をかけずにvPSGを行うことを提案したが受け入れられず，折衷案として腹部にバスタオルをかけてvPSGを実施する方針となった．

結果 3回，両眼をパチパチ＋右手をピクピク→左上下肢，右下肢の筋緊張亢進する30〜70秒のてんかん発作が，浅いノンレム睡眠期に出現した（図）．発作中呼吸は停止し，明らかなてんかん波を認めなかった．

最終診断 睡眠関連てんかん（NFLE）

最終処方 カルバマゼピンを開始後，発作は消失．

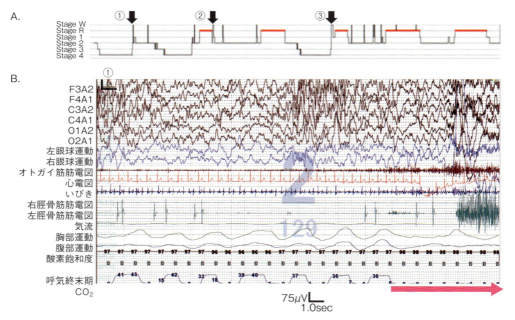

▲ **図** 症例の睡眠経過図とPSG所見
A：睡眠経過図 ➡：てんかん発作（3回）
B：1回目のてんかん発作開始時のPSG所見（30秒表示）
➡：オトガイ筋電図の上昇とともに呼吸停止．明らかなてんかん波を認めない
F3A2, F4A1, C3A2, C4A1, O1A2, O2A1：脳波

> ### ⊗ ここが着眼点！
>
> ※1▶ 一晩に何度も常同的な行動を繰り返す場合は前頭葉てんかんを疑う．小児診療においては親の気持ちに寄り添いつつ診療を行うことも大切．

◉ 解 説 ◉

小児で夜間の異常行動を訴える場合，まず鑑別診断として考えるべきは錯乱性覚醒，睡眠時遊行症，睡眠時驚愕症を含むノンレム睡眠からの覚醒障害と夜間前頭葉てんかん（nocturnal frontal lobe epilepsy：NFLE）である．ノンレム睡眠からの覚醒障害は主として小児に起こる現象であり，いわゆる寝ぼけである[1]．前頭葉てんかんは前頭葉内に起始する部分発作を主症状とするてんかん症候群であり，特に発作が夜間に限定される NFLE は症状が目撃されにくい[2]．NFLE ではノンレム睡眠期に頻回の短い発作を繰り返し，個々において発作症状が同じであること（常同性）が特徴である[3]．発作起始部位によっては，脳波活動自体が頭皮上脳波でとらえられないことがある．

ノンレム睡眠からの覚醒障害と NFLE を鑑別するポイントは，行動の頻度，一晩の回数，行動の常同性である[4]．一晩あたりの異常行動の回数，頻度は NFLE で多い．異常行動の長さはノンレム睡眠からの覚醒障害では数秒～30分とさまざまであるが，NFLE では2分未満と短い．異常行動内容の常同性が高く，力強い動きを呈するのが NFLE の特徴である．いずれもノンレム睡眠から生じるが，ノンレム睡眠からの覚醒障害は深いノンレム睡眠から，NFLE では通常浅いノンレム睡眠から生じるとされる[5]．本症例では毎晩に数回，短時間の同じ行動を繰り返していた点より，問診

時点においても NFLE が第一の鑑別診断である．

しかし，本症例の主訴は「無呼吸」である．手のぴくつきや四肢に力が入っている様子よりも，呼吸が止まっている点に親が注目していたこと，発作の様子が苦しそうであり，呼吸が止まっているせいだと感じたことが挙げられる．また，親にとっててんかんの診断は受け入れ難い．無呼吸の訴えを強く否定することはせず vPSG を実施し，睡眠時無呼吸が否定できることを証明，抗てんかん薬の服用にて発作が抑制できること，苦しまなくて済むことを説明し，治療に繋げることができた症例である．

文 献

1) American Academy of Sleep Medicine：Parasominias. International classification of sleep disorders, 3rd ed. American Academy of Sleep Medicine, Darien, IL, pp225-280, 2014

2) 宇佐見清英，松本理器，池田昭夫：睡眠と前頭葉てんかん．千葉 茂 編，睡眠とてんかん その密接な関連性．ライフ・サイエンス，東京，pp91-100，2015

3) Provini F, Plazzi G, Tinuper P, et al.：Nocturnal frontal lobe epilepsy. A clinical and polygraphic overview of 100 consecutive cases. Brain 122：1017-1031, 1999

4) 加藤久美，八木朝子：てんかんと睡眠時随伴症の鑑別―ノンレム睡眠からの覚醒障害との鑑別．睡眠医療 11：415-420, 2017

5) Kaleyias J, Kothare SV：Sleep and Epilepsy. Sleep in Childhood Neurological Disorders. Demos Medical Publishing, New York, pp71-96, 2011

（加藤久美）

第Ⅶ章・D　身体疾患および神経疾患に関連する睡眠障害

真夜中の暴行
―おばあちゃんの家庭内暴力？

●症例㊿●
▶60歳台，女性
▶夜間睡眠中に家族に対し殴る，噛みつくなど激しい暴力を振るう

既往歴・家族歴　身長165cm，体重75kgと大柄，末端肥大症が疑われたが諸検査で否定された．

現病歴　8年前，日中覚醒時に意識減損する発作が起こり某総合病院神経内科を受診，1ヵ月後にも同様の症状が出現したためてんかんの診断を受けた．以後定期的に通院し，カルバマゼピン(carbamazepine：CBZ) 200mg/日を継続していた．X年6月19日午前3時ごろ，睡眠中に激しい興奮状態となり，母親(90歳台)や夫に対し2時間にわたり激しく暴力を振るったが本人は憶えていなかった．**睡眠時の行動異常が疑われたがてんかん発作の再発の可能性も否定できず**※1，精査目的で紹介されX年6月25日当院を受診した．

診察・検査所見　X年6月19日のエピソードについて詳細に尋ねると以下のことがわかった．本患者は夜間睡眠中に覚醒，隣のベッドに寝ていた高齢の母親の首筋を掴んだままベッドから引きずり落とし，さらに玄関まで引きずり顔面を殴打した．母親の悲鳴に驚き，止めに入った夫に対しても顔面や首を殴る，腕に噛みつくなど激しく暴力を振るった．そのため夫は両手を押さえつけながら患者に覆い被さり，約2時間後にようやく興奮状態が治まった．その後救急要請したが，救急隊到着時には意識はすっかり回復していたものの，本人はこの間のことをまったく憶えていなかった．

夫によると，2年前にも夜間睡眠中に同様のエピソードがあり，「横で寝ていていきなり殴られたが，目は座り周囲の状況がわかっていない様子であった」という．このときも夫が患者に覆い被さり両手を押さえていたところ，15分ほどで静かになりそのまま眠ったとのことであった．そのときは病院には行っておらず，主治医にもこの話はしなかったという．

初診時の発作症状は
①単純部分発作(simple partial seizure：sps)：ボーッとなり，10秒間ほど何が何だかわからなくなる，今でもたまに(年に3〜4回)起こっているが発作とは思わなかったし，尋ねられなかったので主治医には話していない．
②複雑部分発作(complex partial seizure：cps)：発症時には意識減損し，状況にそぐわない口部自動症やうろうろ歩き回る歩行自動症が出現していた．夜間睡眠中の2回のエピソードはいずれもcpsが起こり，さらに発作後のもうろう状態が遷延したものと考えられたが，治療開始後は日中の覚醒時には気づかれていない．
③二次性全般化発作(secondarily generalized tonic-clonic seizure：s-GTC)：生涯を通じて起こっていない．

脳波検査　安静時〜睡眠段階Ⅱまでの睡眠脳波では右側頭前部〜中部より突発波が頻発していた(図)．

抗てんかん薬血中濃度　CBZ　4.6μg/mL

経過　初診時，「主人や母の顔や腕が血まみれで腫れ上がっていたため驚いた」「自分では何が起こったかわからない」「また同じことが起こるのが心配，でも1人で寝るのは恐い」と不安気に語った．本人家族ともにてんかん発作とは思っていなかった．覚醒時のspsが起こっていたため，このspsが完全に抑制されるまでCBZを漸増，結局500mg/日(血中濃度6.6μg/mL)で2年間発作は完全に抑制されたままで，夜間の発作も起こっていない．

最終診断　症候性局在関連てんかん(側頭葉てんかん)

最終処方　①CBZ(200mg) 2T/2×朝夕食後，②CBZ(100mg) 1T/1×夕食後

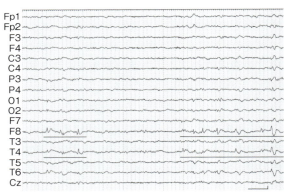

▲　**図**　長時間脳波検査
覚醒時には明らかな異常波はまったく認められなかったが，睡眠すると右側頭前部〜側頭中部よりてんかん性異常波が頻発していた(実線)．

> ### ここが着眼点!
>
> **※1▶** 夜間睡眠中の異常行動の診断でもっとも重要なことは，まず医師がてんかんの可能性を疑うこと．睡眠中の異常行動の中にはてんかんの症例が確実に存在する．

● 解 説 ● 臨床での注意点：睡眠中に異常行動を呈するてんかんを見逃さない！

1. 睡眠関連てんかん

2014年のICSD-3では，睡眠関連てんかんを「発作が睡眠中に限って，または主に睡眠中に，あるいは覚醒直後に起こるてんかん症候群」と定義し多くのてんかん症候群を記述している[1]．この睡眠関連てんかんの一部は，睡眠中の異常行動を呈する睡眠時随伴症と類似の発作を呈することがあり，睡眠時随伴症の診断にはてんかん発作との鑑別は常に必要である[2]．睡眠中の異常行動を呈するてんかんではNFLEが多いが，側頭葉てんかん（temporal lobe epilepsy：TLE）でも認められ，いずれもその際の発作型の多くはcpsである[3]．

2. 睡眠時随伴症と睡眠関連てんかんの鑑別

一般に，てんかん発作では症状のパターンが一定であること，刺激によって覚醒させることが困難であること，脳波検査でてんかん性異常波が認められること，などが睡眠時随伴症との鑑別点になる．また，てんかんのcpsは睡眠中にのみ出現することもあるが，日中の覚醒時にspsやcpsがあれば重要な鑑別点となる[4]．しかし，NFLEの発作症状はさまざまな運動を伴うため，しばしば鑑別が困難である．加えて通常の頭皮上脳波では発作間欠時の異常は検出困難な場合が多く，発作時脳波でも筋電図の混入などで発作の起始部を同定することがしばしば困難で，診断確定にはvPSGが有用である[2]．TLEでもcps，さらにそれに引き続く発作後錯乱状態で睡眠時随伴症と類似の異常行動や激しい暴力的行動を呈することがある[5]．TLEでは日中の覚醒時にspsやcpsが起こっていたり，脳波検査でもNFLEに比べてんかん性異常波が検出しやすい．

3. 高齢発症てんかん

近年の疫学調査の集積により，てんかん発症率は高齢者でもっとも高いことが明らかになっている[6]．高齢者でのてんかん発作の特徴の1つにcps後の錯乱状態が若年者よりもはるかに遷延しやすい点が挙げられ，若年者では比較的短時間（数分間）のことが多いが，高齢者では数時間〜数日にわたって持続することもまれでない[3]．

4. ポイント

本症例は8年前にcpsで発症，経過中に夜間睡眠中のcpsが起こり，それに続く発作後錯乱状態が遷延し激しい暴力的行動を呈したTLEである．前医では睡眠中の激しい興奮，暴力的行動が長時間持続し睡眠時随伴症が疑われたが，本症例では発作もspsのみとはいえ完全には抑制されておらず，睡眠脳波でてんかん性異常波が頻発していたため，てんかんの診断にはそれほど苦慮しなかった．

てんかんは神経疾患の中でも頻度の高い疾患の1つで，睡眠時随伴症が疑われた場合，症例の中にはてんかんの症例が確実に存在する．睡眠時てんかんと睡眠時随伴症では治療方針がまったく異なるため，てんかん症例を見逃さないことは重要である．

文 献

1) American Academy of Sleep Medicine：International classification of sleep disorders, 3rd ed. American Academy of Sleep Medicine Darien, IL, 2014
2) 千葉 茂：睡眠時随伴症．最新医学別冊 新しい診断と治療のABC 56：129-143，2008
3) 千葉 茂，田村義之，阪本一剛，他：睡眠関連てんかん．精神科治療学24：187-194，2009
4) 石田重信，安元眞吾，小城公宏，他：睡眠中にみられるてんかん発作 2)発達期以降(成年・初老・老年期)．睡眠医療7：203-209，2013
5) Guilleminault C, Moscovitch A, Leger D: Forensic sleep medicine：Nocturnal wandering and violence. Sleep 18：740-748, 1995
6) Hauser WA, Annegers JF, Kurland LT, et al.：Incidence of epilepsy and unprovoked seizures in Rochester, Minnesota：1935-1984. Epilepsia 34：453-468, 1993

（石田重信）

睡眠の診かた 索引

◉ 欧文索引

A
αシヌクレイノパチー　88, 91
adaptive-servo ventilation（ASV）　25, 32
Athens insomnia scale（AIS）　4

B
benzodiazepine（BZD）　8, 83
body rocking　107

C
CANPAP 試験　25
central sleep apnea（CSA）　24
cheyne-stokes breathing（CSB）　30, 33
cheyne-stokes respiration（CSR）　24
cognitive behavioral therapy for insomnia（CBT-i）　3, 4, 5
comorbidity　110
continuous positive airway pressure（CPAP）　33, 41, 48
complex sleep apnea（Comp SA）　28

D
delayed sleep wake phase disorder（DSWPD）　66, 68, 70

E
Epworth sleepiness scale（ESS）　44, 52
excessive daytime sleepiness（EDS）　50, 111

G
GABAa 受容体作動薬　9

H
head banging　107
head rolling　106, 107
HLA-DQB1*06：02　46

I
^{123}I-MIBG 心筋シンチグラフィ　88, 90, 91
international classification of sleep disorders（ICSD 初版）　117
ICSD second edition（ICSD-2）　117
ICSD third edition（ICSD-3）　117
international restless legs syndrome rating scale（IRLS）　98

L
laser assisted uvloplasty（LAUP）　37

M
multiple sleep latency test（MSLT）　48, 50, 52, 60

N
nasal continuous positive airway pressure（nCPAP）　16, 109
nocturnal frontal lobe epilepsy（NFLE）　117, 121
noninvasive positive pressure ventilation（NPPV）　20, 30, 32, 33

O
obstructive sleep apnea（OSA）　18, 20, 22, 30, 33, 48, 90, 91, 108
obstructive sleep apnea syndrome（OSAS）　14, 16
oneiric stupor　115

P
Parasomnia overlap disorder（POD）　95
Parkinson's disease（PD）　86, 91
periodic limb movement（PLM）　99, 104, 106
periodic limb movement disorder（PLMD）　84, 104
periodic limb movement in sleep（PLMS）　98
polysomnography（PSG）　16, 38, 44, 77
prion protein（PrP）　114
prosthetic mandibular advancement（PMA）　35

R
rapid eye movement sleep behavior disorder（RBD）　82, 86, 88, 91, 110
rapid eye movement without atonia（RWA）　86, 88, 90, 91, 95, 110
RBD 擬似病態（RBD mimics）　90, 91
REM sleep behavior disorder screening questionnaire 日本語版（RBDSQ-J）　88, 90
restless legs syndrome（RLS）　98, 100, 102

S
SERVE-HF 試験　25
SIG Sleep Telemedicine　40
sleep apnea syndrome（SAS）　82, 110
sleep onset rapid eye movement period（SOREMP）　44
sleep related hypoventilation disorders（SRHD）　30
slow wave sleep（SWS）　82

T
TcPCO^2　30, 32
temporal lobe epilepsy（TLE）　117, 121
telemedicine and telecare　40
telesomnology　40
the insomnia severity index（ISI）　4
the international restless legs syndrome study group（IRLSSG）　98
tongue retainer（TRD）　35
tricyclic antidepressant（TCA）　94, 95

V
video polysomnography（vPSG）　89, 106, 116, 117, 118, 121

◉ 和文索引

あ
アクチグラフ　63, 69
アクチグラフィー　78
アクトグラム　78
朝方・夜型尺度　69
朝連　56
アテネ不眠尺度　4
アデノイド切除術　22
アドヒアランス　29
アレルギー性鼻炎　22

い
異常行動　116, 117
位相逆転　116
いびき　34, 36
咽頭形成術　37

う
うつ病　71

え
エニュプニオン　11

あ

エプワース眠気尺度　44, 52
遠隔医療　40
遠隔睡眠医療分科会　40
遠隔睡眠学　40
遠隔睡眠検査　41

お

オネイロス　10
オレキシン受容体拮抗薬　9
オレキシン濃度測定　47
音声ビデオ同時記録　38

か

概日リズム　75
概日リズム睡眠・覚醒障害　66, 71, 72
下顎前方移動型　36
顎顔面形態の発達　22
覚醒てんかん　117
カタスレニア　39
仮眠　75
過眠期　54
カルバマゼピン　118
感覚性睡眠時ひきつけ（びくつき）　92
間欠期　54
患者−治療者関係　7
感染性海綿状脳症　114
鑑別診断　71

き

基準導出法　116
逆行性再同調　77
嗅覚識別能低下　91
棘波　116
起立性調節障害　56
筋緊張消失を伴わないレム睡眠　86, 88, 90, 91, 95, 110

く

クライネ−レビン症候群　54
クロナゼパム　86, 89

け

計画的昼寝　46
経皮 PCO_2　30, 32
血清フェリチン値　104

こ

口腔内装置　18, 35, 36
高照度光療法　67
交代勤務障害　74
抗てんかん薬　117, 119
行動誘発性睡眠不足症候群　52
高度肥満　16
高齢者　4, 24, 32, 86, 88, 90, 98, 104, 108, 110, 120
抗ロイコトリエン薬　22
固有脊髄路　109

さ

錯乱性覚醒　119
三環系抗うつ薬　94, 95

し

時間療法　67, 72
時差障害　77
持続気道陽圧　16
持続気道陽圧呼吸　33, 48
持続気道陽圧呼吸モニタリング　41
社会的時差ぼけ　62
若年ミオクロニーてんかん　117
習慣性いびき症　34
周期性四肢運動　99, 104, 106
周期性四肢運動障害　84, 104
受胎週齢28週以前　27
症候性局在関連てんかん　120
常染色体優性遺伝　114
情動脱力発作　46
小児　22, 26, 30, 56, 60, 78, 82, 106, 116, 118
徐波睡眠　82
心臓交感神経機能異常　88, 91
心不全　24

す

髄液中オレキシン　60
睡眠衛生指導　2, 3, 4, 5, 7, 68
睡眠・覚醒相後退障害　66, 68, 70
睡眠開始時レム睡眠期（入眠時レム睡眠期）　44
睡眠関連唸り　39
睡眠関連過運動てんかん　117
睡眠関連呼吸障害　38
睡眠関連食行動障害　94
睡眠関連摂食障害　84
睡眠関連低換気　30, 33
睡眠関連低換気障害　30
睡眠関連てんかん　89, 117, 118, 120
睡眠関連律動性運動障害　106
睡眠行動日誌　2, 3
睡眠時驚愕症　119
睡眠時随伴症　92, 94
睡眠時随伴症群　38, 117
睡眠時無呼吸　106, 118
睡眠時無呼吸症候群　82, 110
睡眠障害国際分類初版　117
睡眠障害国際分類第2版　117
睡眠障害国際分類第3版　117
睡眠時遊行症　82, 83, 95, 119
睡眠スケジュール法　4
睡眠中の周期性四肢運動　98
睡眠日誌　7, 68, 72, 77
睡眠表　56
睡眠負債　63
睡眠不足　83

睡

睡眠不足症候群　56, 58, 60, 62
睡眠紡錘波とK複合波の減少・消失　115
睡眠ポリグラフ検査　16, 38, 44, 77
睡眠麻痺　46
睡眠薬　4, 6, 8, 70, 74, 77, 84
睡眠薬による睡眠時随伴症　85

せ

精神生理性不眠症　7
性欲亢進　55
漸進的筋弛緩法　4
前兆期　54
前頭前野機能　61
前頭葉機能低下　61
前頭葉てんかん　118

そ

双極性障害　71
双極導出法　116
早産児　26
側頭葉てんかん　117, 121
ソムヌス　10

た

体位　79
体位治療　37
タイトレーション　20
多系統萎縮症　86
脱抑制行動　55
ダブルプロット法　78
炭酸リチウム　95

ち

チェーンストークス呼吸　24, 30, 33
知覚変容　55
致死性家族性不眠症　114
中枢性睡眠時無呼吸　24
治療時出現中枢性睡眠時無呼吸　28
治療抵抗性の不眠　71

つ

通塾　56
通常脳波検査　116

て

鉄欠乏　103
てんかん　116, 117, 118

と

同調　73
頭内爆発音症候群　92
特発性過眠症　52
ドパミンアゴニスト　104
ドパミン作動薬　103
ドパミン受容体作動薬　99
ドパミン代謝　102

トピラマート　85

な

ナルコレプシー　44, 46, 48, 52, 111
ナルコレプシー2型　50

に

Ⅱ型呼吸不全　30
二次性RLS　103
日中の耐え難い眠気　50, 111
日中の眠気　16
入眠時幻覚　46
入眠時固有脊髄ミオクローヌス　109
認知行動療法　3, 4, 5, 7, 57

ね

眠気　48, 75

の

ノンレム睡眠からの覚醒障害　118
ノンレムパラソムニア　89

は

パーキンソン病　86, 91
パラソムニア　92, 117
反復睡眠潜時検査　48, 50, 52, 60
反復性過眠症　54
反復性孤発性睡眠麻痺　93

ひ

非24時間睡眠・覚醒リズム障害　72, 79
非侵襲的陽圧換気　20, 30, 32, 33
ビデオ睡眠ポリグラフ検査　89, 106, 116, 117, 118, 121
ヒポクラテス　11
ヒュプノス　10

表面筋電図　109

ふ

フェリチン　102
複雑部分発作　120
部分健忘　116
不眠　9, 75
不眠恐怖　2, 3
不眠重症度質問票　4
不眠症　3, 6
不眠障害　8
プリオン蛋白遺伝子　114
プレッシャーサポート　20

へ

閉塞性睡眠時無呼吸　18, 20, 22, 28, 30, 33, 48, 90, 91, 108
閉塞性睡眠時無呼吸症候群　14, 16
ペリオドグラム　79
ベンゾジアゼピン系睡眠薬　8
ベンゾジアゼピン系薬剤　83
扁桃摘出術　22
便秘　91

ほ

発作後のもうろう状態　120

ま

慢性疲労症候群　57
慢性不眠障害　2, 3, 4, 6

み

未熟性に伴う原発性中枢性睡眠時無呼吸　26

む

夢幻様混迷　115

むずむず脚症候群　98, 100, 102

め

メチルフェニデート　51
メラトニン受容体作動薬　77
メラトニン療法　67

も

モダフィニル　51
森田療法　7
問診　6

や

夜間異常行動　82, 83
夜間摂食症候群　84
夜間前頭葉てんかん　117, 121
夜間せん妄　89
夜勤　74
夜尿　16

よ

抑肝散　88, 89

ら

ラメルテオン　72

り

良性ローランドてんかん　117

れ

レノックス-ガストー症候群　117
レビー小体型認知症　86, 91
レビー小体病　91
レム睡眠行動障害　82, 86, 88, 91, 110

【編著者紹介】

千葉　茂（Shigeru Chiba）

1979 年	旭川医科大学医学部医学科　卒業
1984 年	旭川医科大学大学院医学研究科　修了
1984 年	旭川医科大学医学部　助手
1987 年	旭川医科大学医学部附属病院　講師
1989 年	旭川医科大学医学部精神医学講座　講師
1993 年	旭川医科大学医学部精神医学講座　助教授
1997 年	旭川医科大学医学部精神医学講座　教授

●専門分野

睡眠覚醒障害に関する臨床的研究
てんかんに関する基礎的・臨床的研究
老年精神障害に関する研究
精神神経疾患の病態および治療に関する脳波学的研究

©2019　　　　　　　　　　　　　　　　第 1 版発行　2019 年 2 月 22 日

睡眠の診かた
　―睡眠障害に気づくための
50 症例

定価はカバーに
表示してあります

編著	千　葉　　　茂
発行者	林　　　峰　子
発行所	株式会社 新興医学出版社

検　印
省　略

〒113-0033　東京都文京区本郷6丁目26番8号
電話　03（3816）2853　　FAX　03（3816）2895

印刷　三報社印刷株式会社　　ISBN　978-4-88002-781-4　　郵便振替　00120-8-191625

- 本書の複製権・翻訳権・上映権・譲渡権・公衆送信権（送信可能化権を含む）は株式会社新興医学出版社が保有します。
- 本書を無断で複製する行為（コピー，スキャン，デジタルデータ化など）は，著作権法上での限られた例外（「私的使用のための複製」など）を除き禁じられています。研究活動，診療を含み業務上使用する目的で上記の行為を行うことは大学，病院，企業などにおける内部的な利用であっても，私的使用には該当せず，違法です。また，私的使用のためであっても，代行業者等の第三者に依頼して上記の行為を行うことは違法となります。
- JCOPY 〈出版者著作権管理機構　委託出版物〉
本書の無断複製は著作権法上での例外を除き禁じられています。複製される場合は，そのつど事前に，出版者著作権管理機構（電話 03-5244-5088，FAX 03-5244-5089，e-mail：info@jcopy.or.jp）の許諾を得てください。